缺失的拼图

组织缺损修复与再生的奇妙世界

戴心怡 郭 兵 王 方 魏 娴 ◎ 主编

上海交通大学出版社

SHANGHAI JIAO TONG UNIVERSITY PRESS

内容提要

本书旨在用通俗易懂的语言向读者展示组织修复与再生的奇妙与重要性。全书共6章,内容包括组织缺损的多样性和成因;人体自我修复的能力与局限性,炎症、细胞再生与瘢痕形成的机制;组织缺损修复手术与非手术的方法等。同时,本书介绍了干细胞疗法、3D打印与生物材料、传统中医药在组织修复与再生中的应用及未来发展前景。此外,本书还针对患者简要介绍如何预防组织缺损并帮助其了解医疗选项,同时鼓励患者积极面对组织缺损带来的生理和心理挑战。本书适合刚涉足组织修复与再生领域的年轻医师及需要了解相关知识的技术人员和其他读者阅读参考。

图书在版编目(CIP)数据

缺失的拼图:组织缺损修复与再生的奇妙世界/戴心怡等主编. —上海:上海交通大学出版社,2024.11
ISBN 978-7-313-30847-4

Ⅰ.R329

中国国家版本馆CIP数据核字第2024NS9154号

缺失的拼图:组织缺损修复与再生的奇妙世界
QUESHI DE PINTU:ZUZHI QUESUN XIUFU YU ZAISHENG DE
QIMIAO SHIJIE

主　　编：戴心怡　郭　兵　王　方　魏　娴
出版发行：上海交通大学出版社　　　　　　　地　　址：上海市番禺路951号
邮政编码：200030　　　　　　　　　　　　　电　　话：021-64071208
印　　制：上海锦佳印刷有限公司　　　　　　经　　销：全国新华书店
开　　本：880mm×1230mm　1/32　　　　　印　　张：4.875
字　　数：115千字
版　　次：2024年11月第1版　　　　　　　　印　　次：2024年11月第1次印刷
书　　号：ISBN 978-7-313-30847-4
定　　价：48.00元

序　一

　　损伤组织的修复与再生是当今生物学和医学领域的一个重大研究问题，涉及遗传、发育、干细胞组织工程、生物材料等诸多基础学科和创伤、烧伤、骨科等临床学科，是目前国际上研究的热点和难点。其成果将为数以亿计的伤病患者的治疗和康复以及生活质量的提高提供直接服务。

　　本书为刚步入该领域的年轻医师、需要了解相关组织修复技术和治疗手段的医务工作者和相关读者提供了一次深入浅出的探索之旅，带领读者走进组织缺损修复与再生的神奇世界，解读修复过程中的科学与艺术。

　　组织缺损修复与再生不仅是对美的追求，更深层次地讲，它还关系着身体功能的恢复、生活质量的提高以及个体尊严的重建。在本书中，作者团队基于丰富的临床经验和深厚的学术背景，将复杂的医学知识转化为易于理解的语言，并呈现较为生动的案例，力求让读者对人体神奇的自愈能力有更深入的了解，同时也能感受到医学的魅力。

　　作为一名长期从事烧伤整复外科工作的医生，我深知组织修复与再生技术的发展对医生与患者都具有重要意义。本书不仅系统阐述了组织损伤的治疗原理，还介绍了手术技术的创新与应用，展示了医学领域中的新科技如何应用于组织修复与再生，以帮助患者恢复健康。同时，本书还展望未来，介绍了组织修复与再生相关技术的发展趋势，希望利用这些新技术解决更多曾经和目前难以克服的医学难题。

愿这本书能激励更多的医务工作者与相关读者关注并深入了解组织修复与再生领域，共同期待和推动该领域的进一步发展。

方　勇

上海交通大学医学院党委常委、副院长

序 二

随着现代医学的不断发展，组织修复与再生已经成为一个富有挑战性的热点研究方向。本书为我们展现了这一研究领域的前沿科技与知识。作为一名长期从事整形美容及瘢痕防治的医师，我见证了很多成功的修复帮助患者重获新生的真实场景，这不仅是对缺损组织的治疗，更是对患者心灵的抚慰。

本书系统介绍了组织缺损的科学原理和多样化的治疗方法，并将复杂的医学知识以通俗易懂的语言呈现，即使非医学专业的读者也能够大致理解和学习相关知识。从基础的细胞再生理论到先进的干细胞治疗和3D生物打印技术，作者通过丰富的案例和深入分析，让我们见证了医学在治疗人体组织缺损修复的无限可能。

能够为这样一本富有启发性和教育意义的作品作序，我感到非常荣幸。它不仅对年轻的医务工作者起到指导作用，还能帮助患者了解相关技术与治疗手段，更好地理解和应对生活中可能遇到的各种身体损伤。希望每一位读者都能从中获得知识与希望，更加珍视健康，珍惜生命。

倪 涛

上海交通大学医学院附属第九人民医院烧伤整形科主任

前　言

　　欢迎大家踏入组织修复与再生的奥妙世界,本书将带领大家完成对该领域的探索之旅,揭开组织修复与再生的神奇面纱。作为工作在各个相关领域临床一线的医务工作者,我们每天都会目睹无数生命因创伤、疾病或老化而出现身体组织的缺损。尽管人体拥有惊人的自愈能力,但并不是所有组织都能迅速、完美地恢复原样,这使得组织修复与再生不仅成为医学领域的挑战,还为重建完整生命、恢复人体健康提供了无限的机会。在本书中,我们将与大家共同探究不同的人体"拼图块"缺损的成因,探索人体自我修复的神奇之处,见证现代医学如何利用精准的手术技术和创新的非手术疗法帮助重建这些缺损的生命片段,无论是局部皮瓣的重建、干细胞疗法,还是3D生物打印,每一项技术的革新都在推动这一领域的发展,将以往的"不可能"变成现实。

　　本书旨在用通俗易懂的语言将复杂的医学知识呈现给读者,希望能为刚刚踏入组织修复与再生领域的年轻医生们以及其他需要了解相关技术和知识的读者提供参考。

全书共6章。第1章，介绍组织缺损的多样性和成因，揭示组织缺损如同拼图中的某一块破损或丢失而影响整体画面的完整性并带来身体危害。第2章，深入探讨人体自我修复的能力与局限性，包括炎症、细胞再生与瘢痕形成的机制等。第3章，揭秘手术与非手术两种医学手段各自的特点及优势，同时介绍医生应当如何选择治疗方案。第4章，展望未来，探索干细胞疗法、3D打印与生物材料在组织修复与再生领域的应用前景，并揭示如何将传统中医药融入相关治疗。第5章，主要为患者提供如何预防缺损与选择治疗选项的实用指南。第6章，对全书进行总结，并鼓励患者积极面对组织缺损带来的挑战。

衷心希望本书能为年轻的医生们提供有价值的参考，也能让其他广大读者获得有用的信息和知识。感谢本书编写团队每一位成员的辛勤付出，感谢那些不懈努力的医务工作者和相关领域的科研人员，正是他们用智慧、勇气和孜孜以求的精神推动着这一领域的不断进步，为患者重建生命中"缺失"的拼图，帮助他们重新融入社会，重拾信心，享受更加完整的生活。

编　者

目　录

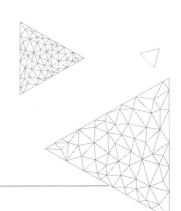

1 缺失的拼图

1.1 引子：找回缺失的拼图

人体就像一台精密的生物机器，每一个部分都精确地协同工作，确保我们能够生存、成长和繁衍。而我们的身体表面就像一幅宏大而令人惊叹的拼图，它不仅是我们与外界接触的第一道屏障，也是我们身份和个性的表达。想象一下这个拼图，它由众多精心设计的图块构成，它们或大或小，紧密相连，相互依赖，每一块都有其独特的位置和作用，共同维持着我们的健康和活力，并勾勒出一幅完整的生命之画。

当我们的眼睛借助工具把视野逐渐放大，就会发现拼图中的每一块都是由细胞、组织和器官构成，它们都在各自特定的位置上发挥着独一无二的作用，例如皮肤的保护和感觉功能，或是毛发的温度调节和感觉功能等，每一部分都不可或缺。当这个拼图完好无损时，我们就会是一个健康又活力四射的生命体。然而，生活中总是充满了意外。有时，这个完整画面的某一部分因为种种原因而缺失或破损，留下一个缺口或瘢痕，我们通常称为"组织缺损"，缺损的某一块让整幅画面看起来不再完整。这个缺损可能是一个小小的切口，或者一个擦伤，又或者是更严重的损伤，比如因为外伤或疾病（如感染或肿瘤）导致的深层组织损伤或缺失。无论是由于外伤、疾病还是老化，任何身体上的缺损都会给我们的身体带来挑战。

每当此时，我们不禁会思考：那些不慎缺失的图块能否重新被拼接起来呢？古希腊神话中有一则有趣的故事：在那些被诸神统治的年代里，人类苦于黑暗与寒冷，生活在绝望之中。天神普罗米修斯悄悄地潜入奥林匹斯山，大胆地窃取了天火，并将其赠予人类。然而，他的行为触怒了众神之王宙斯。作为惩罚，宙斯将普罗米修斯囚禁在一座高山之巅，并派遣一只巨大的鹰每天前去啄食他的肝脏。令人惊讶的是，普罗米修斯的肝脏每天都能奇迹般地完全再生，使他能够忍受无尽的折磨。无独有偶，中国的古代神话中也有类似的传说。《山海经·大荒南经》中记载了一个神秘之地，那里有一种名为"甘木"的植物，又称为"不死树"，传说食用它可以使人永葆青春。虽然这些古老的神话充满戏剧性，但组织再生的奇迹似乎与这些传说有着神秘的联系，同时也折射出人类对于恢复青春和再生的永恒梦想。其中有些作品甚至反映了身体组织修复和再生的某些原理（见图 1-1）。该画稿出现在 14～15 世纪的某份欧洲医学人员的手稿中，该图展示了一个人可能因战争、事故或疾病而受到的各种伤害。图中的文字注释帮助读者了解各种伤害和疾病及其相关的治疗方法。

事实上，我们的身体似乎的确拥有一些神奇的自愈能力。当身体出现损伤和缺损时，我们的机体会展现自我修复的活力，启动

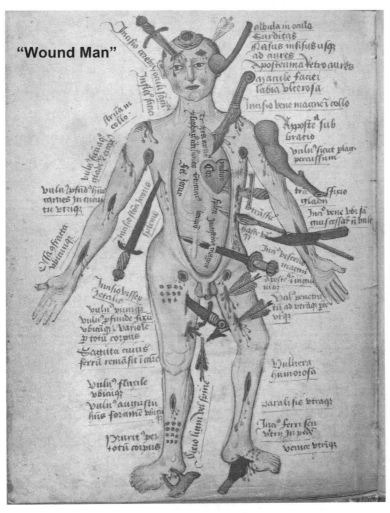

图 1-1　受伤的人①

① 图片来源：Jack Hartnell. Wording the wound man ［J］. British Art Studies, 2017, Issue 6. DOI：https://doi.org/10.17658/issn.2058-5462/issue-06/jhartnell.

一个复杂而精细的修复过程，重新恢复成一幅完整的生命之图。现代的医学科学让我们认识到，这个修复过程是一个令人赞叹的生物学奇迹，涉及炎症反应、新细胞的生成和旧细胞的替换，以及最终的瘢痕形成和组织的再生。通过理解和欣赏我们身体组织的这种复杂性和其修复过程的奇妙之处，我们不仅能够更好地照顾自己的身体，还能够对生命的脆弱性和恢复力有更深的认识和尊重。当这些知识和理解成为我们宝贵的经验后，可以让我们在遭受伤害或疾病时，能够更加积极地去面对恢复和治疗过程中的挑战。然而，我们的身体又并非总能够如此神奇地自我修复缺损的组织。丰富的临床案例和试验观察告诉我们，尽管人体具备一定的自我修复能力，但并不是所有组织都能像普罗米修斯的肝脏那样迅速恢复或是完全得到再生。人类在漫长的演化过程中，逐渐失去了某些低等生物（如蝾螈）所具备的再生能力，这是进化所付出的代价。简言之，虽然进化为人类带来了更大的生存优势（比如更复杂的大脑和更高级的社会结构），但也牺牲了一些原始的生物能力，包括组织的快速再生，这就使得组织缺损的修复变得不那么容易或完美。但或许这正是现代医学的奇妙之处，医生和科学家们通过不断地探索、尝试和努力，学会了如何重新构建丢失的拼图块，使我们的身体变得更加完整和健康。缺损修复之所以十分重要，不仅因为它涉及我们的外观和身体功能的恢复，更深层次地讲，它还关乎我们作为个体的完整性。每一次修复都是一场坚强的斗争，呈现了生命的脆弱性与坚韧性，也展现了医学的进步与人类对抗疾病的决心。这场斗争揭示了我们对人体奥秘的理解、对生命恢复力的赞美以及对未来医疗技术的憧憬。

在接下来的章节中，我们将深入研究、探讨组织缺损的各个方面，从神奇的手术工具到非手术治疗以及医学奇迹背后的故事。我们将与读者分享不同的故事，并让大家了解未来可能的医学创新。好了,让我们一起出发,踏上一场奇妙的阅读之旅,揭开组织缺损修复的秘密,深入探寻现实世界中的修复缺失拼图的种种魔法。寻找那些丢失的拼图块,见证人体以及现代医学如何帮助我们找回和修复缺失。

1.2　探寻身体拼图:组织缺损的多样性和成因

1.2.1　不同类型的组织缺损

相信大家都玩过拼图。想象你坐在舒适的沙发上,手里握着一盒五彩斑斓的拼图,你仿佛就是一名艺术家,即将创作出一幅奇妙的画作。桌上散落着各种形状和颜色的拼图块,等待着你将它们重新归位。你的目光在这些碎片之间穿梭,似乎已经能够看见它们最终汇聚成一副完美的画面。你从盒子中取出一块拼图,它的边缘是不规则的,仿佛在诉说着一段独特的故事。你轻轻地将它放在桌面上,开始寻找它周围的伙伴。你的手指在拼图块之间跳跃,寻找着正确的位置,仿佛在进行一场探险。当你找到了正确的连接点,一种满足感涌上心头。随着手中的拼图块被一块一块地拼合在一起,你发现拼图的轮廓逐渐开始清晰起来。它或许是一幅美丽的自然风景,或许是一只可爱的动物,又或许是一幅充满想象力的抽象图案。你沉浸在这个拼图的世界中,忘记了周围的一切烦恼和压力。最终,当最后一块拼图被完美地插入,一幅完整的画面展现在你的眼前。你凝视着这幅由无数小碎片组成的完美画面,心中充满了满足和喜悦。那种由无序到有序,由碎片到完整的转变,让你感受到了一种无法言喻的成就感。就像生活中的每一次挑战一样,只要我们付出努力和耐心,最终总会拼出属于自己的美丽图画。

我们的人体可以被看作一幅更为神秘而精妙的"生命拼图"。在这幅拼图中，每一块组织都扮演着不可或缺的角色。现在，你是一位勇敢的探险家，即将探索人体这个神奇的世界。在这个世界里，你看到了各种各样的组织和结构，如皮肤、肌肉、血管、骨骼，等等，他们或单独，或组合成为一个个大小、形状不一的拼图，这一块块拼图在各自的位置上好比精密仪器上的零件一样，不知疲倦并精确协同地工作着，维持着身体正常有序的运行。然而，就像任何探险一样，你会遇到一些意想不到的情况。有时，因为各种各样的原因丢失或损伤一些拼图块。就像是你正在探索一个古老的城市遗迹时，突然发现了一处墙壁上的缺口。这个缺口就如同人体组织中的伤口一样，暴露出内部的结构。医学上将这样的情况称为"组织缺损"。

在现实生活中，有些伤口可能只是皮肤表面的轻微擦伤，而有些则可能涉及深层的组织，如肌肉、神经、骨骼等。尽管深浅不同，身体的每一处伤口都是组织缺损的一个实例。你会发现，即使是微小的创伤，也可能对人体造成严重的影响。正如遗迹需要修复和保护一样，人体也需要治疗和康复来修复受损的组织，以维持身体这台精密的生物机器正常运转，这其中包含着复杂的修复和再生机制。有时候，人体有着惊人的自愈能力，可以完美地自我修复缺失的组织；但更多的时候，则需要依靠现代医学技术和疗法来帮助恢复健康，重新拼凑出完整的拼图。在本章中，我们将初步探讨不同类型的组织缺损和特点以及对人体的影响。

首先，我们有必要了解一下人体皮肤的组织结构和特点。皮肤不仅是我们与外界接触的第一道屏障，还是一个复杂且精细的多层结构。它负责多种生理功能，如保护、感觉和温度调节等。皮肤主要是由 3 个层次组成：表皮、真皮和皮下组织，如图 1-2 所示。

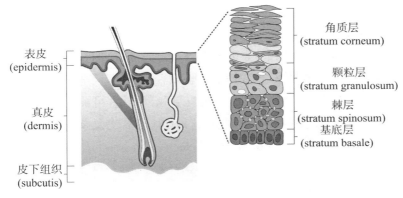

图 1-2　人体皮肤的分层

（1）表皮（epidermis）。

表皮是皮肤的最外层，主要由多层扁平化的皮肤细胞构成，称为角质细胞。这些细胞从表皮底部逐渐向上移动，最终死亡并形成一层坚固的保护壁。表皮层的主要功能是保护身体免受外部环境（包括细菌、病毒、伤害和紫外线）的侵害。

（2）真皮（dermis）。

真皮位于表皮下方，比表皮厚得多，由密集的结缔组织构成，包括胶原蛋白和弹性纤维，这些都是保证皮肤弹性和强度的关键成分。真皮内还包含血管、汗腺、皮脂腺、毛囊和触觉感受器等结构，这些是用于调节体温、分泌汗液、产生皮脂和传递触觉信息的重要组成部分。

（3）皮下组织（subcutaneous layer）。

皮下组织位于真皮之下的最深层，主要由脂肪组织构成，有助于保温和储存能量。此外，皮下组织还充当着缓冲器的角色，帮助保护身体免受外部冲击的伤害。

医生往往会根据伤口的深度和所涉及的皮肤层次对组织缺损进行分类，这样有助于决定治疗方法，预测愈合过程和结果。

（1）表浅伤害：仅涉及表皮层，如轻微擦伤，不会触及更深层的真皮或皮下组织。

（2）部分厚度伤害：穿透表皮层，达到真皮层的一部分。这类伤害比表浅伤害严重，如较深的擦伤或轻微裂伤。

（3）全厚度伤害：穿透整个表皮层和真皮层，可能伤及更深的皮下组织，如深度的裂伤或割伤，这种伤害需要更复杂的治疗。

1. 轻微的组织损伤：擦伤与裂伤

你正在家中享受一个轻松的下午，突然间，一只皮球不听使唤地滚到了你的脚边。你在试图躲避时，不慎摔倒，手肘碰到了地面，留下了一道红肿的擦伤。这种伤害似乎微不足道，就像一幅拼图上的一小点瑕疵，然而它却实实在在地打乱了皮肤这一生命拼图的完整性。

大多数情况下，这种微小的擦伤只涉及皮肤的表层，即表皮层。擦伤可能会引起轻微的出血和红肿，但通常不会留下持久的损伤，因为皮肤细胞有着一定的再生能力。就像一位技艺精湛的修复画家，他可以在画布上轻轻涂抹或者补色，就能让创伤消失得无影无踪。然而，尽管这些伤口较为表浅，但如果处理不当，也可能导致感染等并发症。这如同画家在修复画作时需要小心翼翼地处理每一笔每一画一样，我们在处理擦伤时也需要保持警惕，确保伤口干净并进行适当的处理。幸运的是，人体对这类伤害往往有着良好的自愈能力。通过身体内部的一系列神奇过程，如炎症反应、新细胞的生成和旧细胞的替换，这些微小的伤口通常能在几天内自行愈合。

另外一种常见的伤口是裂伤，这是一种比擦伤更深的伤害。裂伤不仅仅是表面的划痕，它穿透了拼图的上层，达到了更深的层次。这意味着伤口不仅穿透了外层的表皮，还可能到达了下面的真皮层，这一层富含血管和神经，因此，裂伤通常伴随着较明显的出血和更强烈的疼痛感。尽管这样的伤害看起来比擦伤更严重，但在合适的条件下，我们的身体也具备修复这类伤口的能力。正确的处理，比如清洁伤口以防止感染以及适当的包扎，可以有效促进这类伤口的愈合。有时我们还需要采取更进一步的措施，这就像使用胶水修复拼图一样，需要一些外部帮助来支持愈合过程。比如医生会采用外科清创手术，或使用一些外用药物来更有效地促进裂伤的愈合。

2. 深层组织的损伤

当我们的讨论深入更严重的损伤时，比如交通事故或高处跌落所造成的损伤，这些通常会涉及肌肉、韧带甚至是骨骼。这些伤害可能不仅会造成拼图的缺失，甚至会打乱拼图块的正常排列，造成长时间的功能损失，需要复杂的医疗介入来修复。例如，骨折伴发的骨骼及软组织的缺损，是一种严重的组织损伤。骨折不仅是单一的骨骼问题，还可能损害周围的肌肉、血管和神经，这使得整个恢复过程更加复杂和漫长。这种情况大多需要通过手术来重新定位和固定骨骼，确保拼图块能够正确地回到其位置。

这类深层组织缺损的特点在于它们破坏了人体的结构完整性和功能。一个明显的特点是疼痛和功能受限，这影响到我们日常生活的质量。同时，较深的伤口如果处理不当，可能导致感染，这会进一步延缓愈合过程，甚至威胁生命。另外，深层组织损伤的影响也与损伤的部位和严重程度有关。例如，一个运动员的肌腱撕裂可能意味着长时间无法参与比赛，而一位音乐家手指的伤害可能会严重影响其演奏能力。每一种损伤都具有其独特性，需要针对性的治疗和管理策略。

通过上述介绍，我们不仅了解了组织缺损的不同类型和它们对人体的影响，更对这些"缺失的拼图块"有了更深的认识。组织缺损在人体的"生命拼图"中犹如不期而至的空隙，它们的存在不仅破坏了皮肤的完整性，还可能影响到更深层次的结构，如骨骼、肌肉和神经。有时他们小到仅为一道微小的划痕，有时则大到形成一个"深邃的洞穴"，每一种缺损都会为人体带来独特的影响和挑战。在修复过程中，身体需要启动一系列复杂的生物化学反应，不仅涉及缺损部位的局部反应，还可能影响整个身体的健康状况。例如，长期的炎症反应可能导致创面迁延不愈。值得注意的是，很多情况下，即使伤口愈合了，或是缺损已经得到了修复，仍可能形成瘢痕。瘢痕形成是人体组织修复/愈合过程中不可避免的一部分。很多情况下，它们的出现会影响人体功能和美观，尤其当其出现在重要的功能区域或显眼位置。医学研究表明，成年人皮肤伤口的修复已经不再像胎儿时期那种再生（完全恢复原有组织结构）的能力，而是通过形成纤维化瘢痕来替换"修补"缺失的正常组织。就好比当我们努力试图修复一幅珍贵的拼图时，却无法找回原来的拼图，只能用一块外形相似但结构有差异的新拼图块作为替代品来填补空缺。这样的"修补"虽然在某种程度上有效，但新的拼图块与原来的不完全相同，也就无法完全复原原有的外观和功能，总会留下一些痕迹。纤维化瘢痕的形成是成人（皮肤）组织修复的标志，由于瘢痕组织中的胶原更粗糙无序，它们通常不再具备原有皮肤组织的完整性结构和功能。尽管这些瘢痕会影响拼图的完美外观，但从另一个角度看，它们就像是拼图上的永久标记，提醒我们身上曾经发生过的事情，如同每次修复都增加了拼图的价值和意义，我们的身体在一次又一次的伤害和自我修复中讲述着自己独特的生命故事。

令人振奋的是，尽管组织缺损可能带来短暂或长期的挑战，医学的进步在组织缺损和瘢痕的治疗方面取得了显著的进展，从传统的缝合技术到组织工程和再生医学，各种新兴技术的应用，例如3D打印个性化的皮肤移植材料，大大提高了组织缺损治疗的效果和效率。而干细胞疗法的发展则为损伤组织的再生提供了新的希望。这些进步使我们更有能力和信心去应对修复这些复杂缺损带来的挑战,尽力去帮助伤者重回健康生活。在后续的章节中,我们会深入探讨如何利用各种医学手段修复组织缺损,找回这些丢失的拼图,恢复它们原有的美丽和功能。

1.2.2　组织缺损可能的成因

在我们的身体这幅精细复杂的"生命拼图"中,时常会出现某些拼图块丢失或损坏的情况。这些缺损可能由多种因素引起,每一种因素都可能对我们的身体造成不同程度的损害。在现代医学领域,组织缺损的修复与再生一直是医生和科学家探究的热点,其涉及的病理机制复杂多样,影响因素众多。组织缺损不仅对患者的生理功能造成影响,还对其心理和社会功能带来深远的影响。因此,深入理解组织缺损的成因,对于制订有效的治疗策略具有重要意义。在这里,让我们一起探索这些组织缺损的可能成因,从外伤和创伤导致的缺损,感染和炎症引发的组织损伤,肿瘤及代谢性疾病的影响,到压力性因素造成的溃疡,血管源性疾病导致的溃疡,再到医源性原因如手术、放疗等,逐一剖析其病理生理过程及临床表现。

1. 外伤和创伤导致的缺损

外伤和创伤是导致组织缺损的常见原因,其机制涉及直接的物理性损伤和随后的生物化学反应。想象你在周末的悠闲时光里,沉浸在组装一幅精美的拼图游戏中。就在你即将完成时,突然间其中关键的一块被不慎落下的硬物击中,结果不仅那块拼图被击碎,还在画面中留下了一个醒目的缺口。这种意外让原本近乎完美的画面瞬间失去了和谐与美感。

在现实生活中,我们的身体也可能面临类似的局面。外伤和创伤,如交通事故、从高处跌落、体育运动中的撞击或其他意外伤害,都可以对我们的身体造成类似的直接物理损害。这些伤害可能是轻微的,如皮肤的擦伤或破裂,也可能很严重如深层的肌肉撕裂、骨折甚至是内脏的损伤。正如拼图中的碎片一旦受损会破坏整体的美感和完整性,身体任何一个组成部分的损伤,都会影响整个生理功能的正常运作,如图 1-3(a)所示。

这些伤害在身体中形成的缺损,如同那些在拼图中留下的空白,需要通过专业的医疗措施来修复。轻微的皮肤伤害可能只需要简单的清洁和包扎,而更严重的损伤,如开放性骨折或深层组织的撕裂,往往需要复杂的手术介入。外科医师在这里扮演着修复师的角色,他们不仅要重新拼合碎裂的"拼图块",还要确保修复后的功能可最大限度地恢复到受伤前的状态。在处理这些外伤和创伤时,除了直接的伤口治疗外,还需要考虑伤后恢复的整体规划。物理治疗师和康复专家会介入,提供必要的康复训练,帮助恢复肌肉的力量和灵活性,确保每一个"拼图块"不仅被放回原位,还能恢复其应有的功能。通过一系列综合性的医疗干预,受损的身体可以逐步恢复,重现生命拼图应有的完整与和谐。因此,外伤和创伤虽然是突如其来的挑战,但由于现代医学的发展,我们已经能够对这些身体的缺损进行有效的修复和治疗。每一次的修复不仅是对身体功能的恢复,还是对生活完整性的重建。

2. 感染和炎症引发的组织损伤

当拼图被存放在潮湿或不洁的环境中时,可能会被真菌侵袭或褪色。在人体中,感染由细菌、病毒或真菌等微生物引起,它们入侵人体,繁殖并引发炎症,损伤组织并干扰正常功能。例如,皮肤感染可能迅速发展成蜂窝织炎,严重时甚至需要医疗干预,以防止进一步的组织坏死。

感染和炎症作为组织损伤的重要成因,其复杂的免疫反应和炎症介质释放对组织的破坏作用也不容忽视。想象一下,在一场多雨的春季午后,你在整理家中的旧物,偶然发现了一盒被遗忘的拼图。打开盒子时,你发现拼图块因长时间存放在潮湿环境中而开始发霉,颜色也褪去。这种由环境因素导致的损害,虽然是物理性的,但其背后的原因——真菌的侵袭——是生物学层面的。类似的情况也会发生在人体中,感染和炎症是导致组织损伤的重要生物学机制,其后果和复杂性不亚于那盒发霉的拼图。

在医学领域,感染是由各种微生物如细菌、病毒、真菌甚至寄生虫引起的。这些微生物可以通过多种途径进入人体,包括呼吸道、消化道、皮肤损伤等。一旦侵入,它们在体内迅速繁殖,释放出有害的毒素或直接侵害人体细胞,触发身体的免疫系统反应。这种免疫反应虽然是身体防御机制的一部分,但过强的反应可以造成严重的炎症,进而导致组织损伤甚至功能失调。例如,常见的皮肤感染,如蜂窝织炎,就是病原体在皮肤和软组织中迅速扩散的结果。开始可能只是小范围的红肿和疼痛,但如果不及时治疗,炎症会迅速扩展,导致广泛的组织坏死,如图1-3(b)所示。这种炎症反应不仅限于局部,造成皮肤软组织的失活坏死,还可能进一步激发全身性的炎症反应,影响整个身体的健康状况。严重时,未得到控制的感染和炎症可能导致败血症或系统性炎症反应综合征,这是一种危及生命的医疗紧急状态。

除了感染引起的直接组织损害外,炎症本身——特别是慢性炎症——也是许多长期健康问题的根源。长期的炎症可以引发如关节炎、心血管疾病等多种慢性疾病,这些疾病在一定程度上由持续的炎症状态维持和加剧,并造成不良的后果,如糖尿病导致的足趾/肢溃疡、坏死。因此,正如你需要小心处理和修复那些因环境因素而受损的拼图块,医生和医学专业人员也必须精确地诊断和治疗感染及其引发的炎症。通常需要使用抗生素、抗病毒药物、抗真菌药物或其他抗炎治疗,以及在必要时进行外科干预,以清除感染源，修复由感染引起的组织损伤。通过这些方法，我们不仅能够控制感染和减轻炎症，还能恢复身体组织的完整性和功能，保持生命拼图的完美和谐。

3. 肿瘤及代谢性疾病的影响

肿瘤及代谢性疾病通过局部组织的侵蚀或全身代谢紊乱，同样会导致组织的缺损。设想你正在精心拼装一幅大型拼图，每一块都是画面的一个关键部分。但如果突然间，有些外来的碎片强行加入这幅画中，不仅与原有的图案不匹配，还可能挤压或遮盖了其他正确的图块。这种情况在人体内部发生时，我们称之为肿瘤和代谢性疾病的影响，它们以不同的方式破坏和替代了身体的正常组织结构。肿瘤，无论是良性还是恶性，都可以视为人体内的"不当的碎片"。良性肿瘤虽然不会像恶性肿瘤那样侵袭远处的组织，但它们的持续增长会在局部区域内推挤和压迫周围的正常组织，可能导致功能受损或疼痛。恶性肿瘤，或称为癌症，更是具有直接侵蚀周围或远处组织的能力，通过形成新的"肿瘤碎片"在体内扩散，破坏身体的内部结构并威胁生命，如图 1-3(c) 所示。

与肿瘤直接物理侵占不同，代谢性疾病如糖尿病则通过改变身体的化学和生物反应过程来间接影响组织健康。糖尿病患者由于长期血糖水平异常，会经历广泛的血管和神经损伤。这些损伤降低了血液流至身体各部分的效率，尤其是至远端的脚部，弱化了组织获得必需营养和氧气的能力。同时，神经功能的减退降低了疼痛感知，使得该部位的受损更容易被忽视，从而更易发展成难以愈合的慢性溃疡。此外，代谢疾病还可能导致免疫系统功能下降，使得机体对各种感染的抵抗力降低。例如，糖尿病患者更容易发生感染，而这些感染又可进一步加剧组织的损伤。慢性溃疡和感染往往成为持续炎症的源头，导致更广泛的组织破坏和更长的愈合时间。

因此，处理肿瘤和代谢性疾病的关键不仅在于移除或减轻"不当的碎片"，还需要恢复和优化受影响区域的功能。这通常需要一系列治疗措施，包括手术去除肿瘤、药物治疗调控代谢失衡，以及使用现代医疗技术（如手术或是先进敷料）来治疗慢性溃疡。这些综合治疗方法的目标不仅是治疗疾病本身，还要尽量恢复组织的健康和功能，确保生命的拼图尽可能完整与和谐。

4. 压力性因素造成的溃疡

持续的压力如同在拼图上持续施压，最终可能使拼图块变形或损坏。对于人体来说，长期卧床或使用轮椅的人可能会在体重压迫较大的区域，如骶部或踝部，发展出皮肤软组织破损和溃疡。这些溃疡的发生是因为持续的压力妨碍了血液供应，导致皮肤和周围组织的坏死，甚至可能出现深层骨骼的外露。医学上称为"压疮"，这种疾病多发于长期卧床或长时间使用轮椅的人群，尤其是在体重集中压迫的部位，如骶尾部、踝部、臀部或足部，如图 1 - 3(d) 所示。

压疮的形成是由于持续的压力不断作用于同一区域，这种压力超过了血管内的血压，从而阻断了血液的正常流动。血液不仅携带氧气和营养物质，还负责将代谢废物运送出组织。当这种供血中断时，涉及区域的皮肤及其下方的组织就会因为缺乏氧气和营养而开始坏死。此外，压力还会影响淋巴流，导致局部液体积聚，进一步加剧组织受损。随着时间的推移，如果压力持续存在且未得到适当的干预，这些初期的组织损伤可以发展成开放性溃疡。这些溃疡不仅疼痛难忍，还非常容易感染，因为破损的皮肤为细菌提供了一个易于侵入的通道。一旦发生感染，治疗过程会变得更加复杂，需要更多的抗生素治疗甚至外科干预。

管理和预防压疮需要综合多种策略。首先，对于卧床的患者或长时间坐轮椅的个体，定期改变体位至关重要，这有助于减少持续压力对某一部位的影响。使用专门设计的减压垫或床垫也是预防压疮的有效方法，这些设备可以帮助分散压力，减少对单一点的压迫。此外，确保良好的皮肤护理也是防止压疮发展的关键，包括保持皮肤清洁和干燥，及时处理任何潜在的潮湿或创伤。通过这些措施，我们可以有效减轻持续压力对身体的影响，避免压疮的形成，以免身体的"生命拼图"受到不必要的损伤破坏，维持整体健康和生活质量。

5. 血管源性疾病导致的溃疡

如果拼图的一部分因为没有吸收足够的胶水而黏合不良，整幅画的完整性便会受到损害。同理，血管源性疾病可对人体产生重大影响，使得某些部位的血液供应不足，导致组织缺氧和溃疡形成。

动脉硬化是一种常见的血管源性疾病，它通过逐渐增厚或硬化动脉壁，阻碍了正常的血液流动。随着动脉内壁的脂质沉积增多，血管腔逐渐变窄，血流因此受阻。这种动脉狭窄可能出现在下肢动脉，导致腿部和脚部血供减少。最终，由于组织无法获得充足的氧气和营养，皮肤和组织开始溃烂形成溃疡。糖尿病患者尤为脆弱，他们不仅容易患上动脉硬化，还因为长期的高血糖水平而容易出现神经损伤，疼痛感知能力下降，这使得他们更难以察觉早期的溃疡症状，进而导致病情恶化。

除了动脉硬化，深静脉血栓也是溃疡形成的主要原因之一。血栓的存在会阻塞静脉的正常回流，导致血液积聚在下肢，造成肿胀、疼痛和局部血液循环不畅。由于淋巴液和血液回流受阻，组织营养供给不充分，加上淤血和组织水肿，皮肤最终可能破裂形成静脉性溃疡。通常，这类溃疡出现在小腿内侧，常伴有皮肤变色、瘙痒和渗出，如图 1-3(e)所示。

对于血管源性溃疡，改善血液循环是关键策略之一。通过戒烟、控制饮食、适量运动、定期检查和按医嘱服用药物等方式，可以帮助减轻动脉硬化的进展。对静脉性溃疡来说，穿弹力袜、抬高双腿、避免久坐或久站以及定期活动都是有效的预防手段。

6. 医源性原因（如手术、放疗）等

为了修复一幅受损的拼图，有时我们不得不切除破损部分或使用新材料来修补。在医学领域，手术和一些治疗手段（如放疗）是治疗某些疾病（如癌症）的重要手段。然而，这些治疗方法也可能无意间对周围的健康组织产生影响，导致额外的组织损伤。

手术作为一种直接的治疗方法，常常需要通过切除肿瘤或病变组织来实现。然而，手术中的解剖和切割过程有可能对周围正常的组织造成意外损害。神经、肌肉、血管和骨骼等结构都可能受到波及，引发疼痛、麻木、活动受限，甚至功能障碍等问题。某些手术，比如乳腺癌切除术，可能需要大面积清除受累组织，甚至是淋巴结的清扫，这可能会造成显著的缺损，使得患者需要进一步的修复重建手术，以重建外形和功能，如图 1-3(f) 所示。

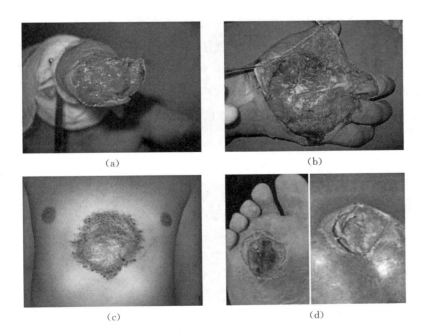

(a)

(b)

(c)

(d)

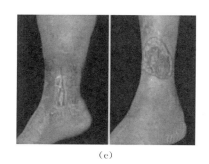
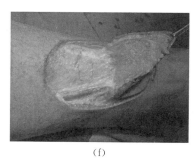

(e)　　　　　　　　　　　　　　(f)

图 1-3　不同类型的组织缺损[①]

　　放疗可以通过高能射线直接摧毁肿瘤细胞。然而，它的高能辐射对肿瘤周围的健康组织同样具有潜在的破坏性。辐射可能导致皮肤组织萎缩、纤维化，影响血液和淋巴循环，并可能损伤神经和肌肉，引发局部疼痛、皮肤溃疡或活动受限。有时，这些损伤在治疗结束数月甚至数年后才逐渐显现，因而难以预测并预防。为了尽量减少这些医源性损伤的发生，医疗团队在制订手术和放疗计划时，需要非常精准地评估病灶的范围和周围组织的情况，采用先进的影像技术和精密仪器来实现对病变组织的最大限度清除，同时尽可能减少对周围正常组织的影响。此外，针对放疗，现代医学也在不断探索更精确的照射方式，如三维适形放疗和调强放疗，以确保高能射线更准确地集中在目标肿瘤区域。从目前的医疗手段来看，手术和放疗仍会不可避免地带来一定的医源性损伤，但通过精心的计划和技术改进，可以最大限度地减少并发症的发生，使患者在接受治疗后尽可能早日康复。

　　综上所述，组织缺损的成因是多方面的，涉及从外部物理损伤

① Eming S A, Martin P, Tomic-Canic M. Wound repair and regeneration: Mechanisms, signaling, and translation [J]. Sci Transl Med., 2014,6(265):265sr6.

到内部病理变化的广泛因素。这些导致"生命拼图"缺损的因素说明了身体的复杂性和外界因素对健康的影响。了解这些因素不仅能帮助我们采取预防措施，还能让我们在出现问题时找到修复这些缺损的最佳方法，恢复"生命拼图"的完整和美观。针对这些成因开展深入的研究，为临床治疗提供理论基础，我们将能够更有效地应对这些挑战，修复或替换损伤的组织，帮助身体恢复到最佳状态，同时推动现代医学的进步。

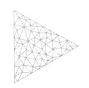

2 奇妙的自愈能力

在这个奇妙而复杂的世界中，我们的身体是一座神秘又奇特的工厂，所有的一切都在其中无声地进行着。当发生创伤后，这座工厂将奏响一曲动人心魄的自我修复之歌。

创伤是生活中不可避免的情况，但身体从不畏惧。当肌肤遭到破坏时，血管瞬间将自己的通道紧紧地关闭，就像是一扇坚固的城门，守护着内部的秩序。血小板则是勇猛的士兵，迅速集结布阵，形成了一道无形的防线，将血液稳稳地锁在伤口之内。

之后，炎症的烈火在身体内燃起。这是一场浩荡的战役，各路勇士参与其中。细胞们像是一支不知疲倦的军队，奋勇前行，为了保卫家园而战。生长因子和细胞因子则是他们的信仰和力量，它们如同一束光，照亮着前方的道路。

接下来，是重建的时刻。新生血管如同勤劳的农夫，撒下一颗颗生命的种子，为伤口的恢复注入了生机和活力。成纤维细胞则是勤劳的工匠，它们用双手一片片地修补着受损的土地，重塑着受损的景象。

最后,是成熟的时刻。修复的组织逐渐结晶,形成了一幅幅绚丽多彩的图画。这些瘢痕,是身体的见证者,也是生命的铭记。它们或许留下了一抹淡淡的痕迹,好似勇敢地站在那里,让我们记住曾经的故事,但无论如何,它们都是身体自我修复的奇迹。

在这个自然的舞台上,我们的身体就像是一座永不停息的工厂,每一次受伤都是一场战争,每一次修复都是一次奇迹。正是这种神奇的自我修复能力,让我们的身体在时光的长河中如此坚强,如此美丽。

2.1　人体的自我修复

2.1.1　影响创面愈合的全身因素

1. 营养与饮食的重要性

伤口愈合是身体对损伤的自然反应,是一个复杂而精密的生理过程。它包括凝血、炎症、新生血管形成、组织再生和瘢痕形成等多个阶段。在这个过程中,营养素的摄入和利用对于促进创面的康复至关重要。

1）蛋白质:构建新组织的基石

蛋白质是身体组织的基本构建块,对于伤口愈合至关重要。在创伤后,身体需要大量的蛋白质来修复受损的组织和促进新组织的生长。摄入足够的蛋白质可以帮助加速创面愈合,减少感染的风险,并提高伤口的结构完整性。

医生建议:保证每日摄入足够的蛋白质,包括肉类、鱼类、家禽、豆类和乳制品等食物。

2）维生素 C:促进胶原蛋白合成

维生素 C 在创面愈合中也起着十分重要的作用,因为它是胶原蛋白合成的关键因素。胶原蛋白是连接组织的重要蛋白质,它有助于保持皮肤的弹性和结构完整性。摄入足够的维生素C可以加速创面的愈合速度,并降低创伤感染的风险。

医生建议:增加富含维生素C的食物摄入,如柑橘类水果、草莓、西红柿、菠菜等。

3)锌:促进伤口愈合

锌是一种微量元素,对于伤口愈合具有重要作用。它参与了多种酶的活化,包括促进蛋白质合成和细胞增殖的酶。缺乏锌可能导致创面愈合延迟和愈合质量下降。

医生建议:通过食用富含锌的食物,如瘦肉、贝类、豆类、坚果和全谷类等,来满足身体对锌的需求。

4)ω-3脂肪酸:抗炎和促进愈合

ω-3脂肪酸是一种具有抗炎作用的健康脂肪,对于创面愈合非常重要。它们可以减轻炎症反应,并促进伤口愈合过程的顺利进行。

医生建议:增加鱼类(如鲑鱼、鳕鱼)、亚麻籽、核桃等富含ω-3脂肪酸的食物摄入。

5)水和液体摄入:保持身体水分平衡

充足的水分摄入对于维持身体的水分平衡和促进伤口愈合同样重要。水是细胞代谢和组织修复的基础,确保足够的水分摄入可以帮助促进创面的愈合。

医生建议:保持每日充足的水分摄入,根据个人情况饮水量可能有所不同,一般建议每日饮水量为2 000 mL左右。

综上,营养与饮食对于创面愈合具有重要的影响,合理的饮食可以为身体提供所需的营养素,加速伤口的康复过程。蛋白质、维生素C、锌和ω-3脂肪酸等营养素在创面愈合中发挥着关键作用,充足的水分摄入也是促进创面愈合的重要因素。因此,人们应该注意保持均衡的饮食结构,确保身体获得足够的营养,以支持创面的康复和愈合。

2. 充足的休息和睡眠

1)睡眠对免疫系统的调节作用

充足的睡眠有助于调节免疫系统的功能,提高身体对病原体的抵抗能力。免疫系统在创面愈合过程中起着重要的作用,它能够清除细菌、病毒和其他有害微生物,保护创面免受感染。睡眠不足会导致免疫系统功能下降,增加感染的风险,从而延缓创面愈合的速度。

2)睡眠对炎症反应的调节作用

睡眠不仅能够调节免疫系统,还能够影响体内的炎症反应。炎症是创面愈合过程中的正常生理反应,但过度的炎症反应可能会延缓愈合速度并增加并发症的风险。充足的睡眠可以降低体内炎症水平,有助于控制炎症反应,促进创面的愈合。

3)睡眠对细胞修复和再生的促进作用

睡眠是身体进行细胞修复和再生的重要时期。在深度睡眠阶段,身体释放生长激素,促进组织修复和新陈代谢。这对于受损组织的修复和创面的愈合至关重要。充足的睡眠可以加速受损细胞的修复过程,促进创面的愈合。

4)优化睡眠以支持创面愈合

(1)确保良好的睡眠环境:保持安静、黑暗和舒适的睡眠环境,有助于提高睡眠质量。

(2)建立规律的睡眠时间:养成固定的睡眠时间,帮助身体建立健康的睡眠习惯。

(3)避免过度刺激:在睡前避免摄入咖啡因和刺激性食物,避免过度使用电子设备。

(4)放松身心:通过放松技巧如深呼吸、冥想或瑜伽来减轻压力和焦虑，促进更好的睡眠。

综上，充足的休息和良好的睡眠质量对于创面愈合至关重要。睡眠可以调节免疫系统、降低炎症反应、促进细胞修复和再生，从而加速创面的愈合过程。因此，人们应该重视睡眠，通过优化睡眠环境、建立规律的睡眠时间和放松身心等方法，来支持伤口的康复和愈合。

3. 慢性疾病对愈合的影响

慢性疾病是指那些长期持续且通常缓慢进展的疾病，常见的包括糖尿病、高血压、心血管疾病、慢性阻塞性肺疾病等。这些疾病严重影响了人们的健康，并且经常会导致并发症，其中之一就是它们对创面愈合的影响。

1）糖尿病对创面愈合的影响

（1）血糖控制不佳：高血糖会影响血管功能和免疫系统，降低创面的血液供应和免疫细胞的活性，从而延缓创面愈合速度。

（2）神经病变：糖尿病患者常常伴有神经病变，降低对创伤的感知能力，容易导致创面被忽视或持续受压，进而影响愈合过程。

（3）微血管病变：高血糖导致微血管病变，影响创面的血液循环，减少氧气和营养物质的供应，阻碍愈合过程。

应对策略：加强血糖管理，定期监测血糖水平，遵循医嘱控制饮食、运动和药物治疗；定期检查创面，保持清洁并避免持续受压；积极治疗并预防并发症的发生。

2）高血压对创面愈合的影响

（1）血管损伤：高血压会导致血管硬化和损伤，影响创面的血液供应，延缓愈合速度。

（2）微循环障碍：高血压使得微循环受损，影响创面的氧气和营养供应，阻碍愈合过程。

（3）免疫功能受损：高血压患者常伴有免疫功能下降，使得创面易受感染,延缓愈合。

应对策略:控制血压水平,定期监测血压并遵循医嘱进行治疗;保持良好的生活习惯,包括健康饮食、适量运动、戒烟限酒等;定期检查创面,预防感染并及时处理。

3)心血管疾病对创面愈合的影响

(1)循环不良:心血管疾病会导致心脏功能受损,影响创面的血液循环,降低氧气和营养物质的供应,延缓愈合速度。

(2)药物影响:一些心血管药物如抗凝血药、抗血小板药等可能影响血液凝固和免疫功能,影响创面愈合。

(3)长期卧床:心血管疾病患者常需卧床休息,容易导致压疮等创面,并延缓愈合。

应对策略:积极治疗心血管疾病,遵循医嘱进行药物治疗和生活方式改变;定期检查创面,避免长时间卧床并进行压疮预防;保持健康的生活习惯,提高身体抵抗力。

综上,慢性疾病对创面愈合具有负面影响,主要通过影响血液循环、免疫功能和组织修复能力来影响愈合过程。为了有效应对这些影响,患者应积极治疗基础疾病,保持良好的血糖和血压。

4. 免疫系统健康的关键

免疫系统是人体防御外界病原体和维持内环境稳定的重要系统。它由多种细胞、蛋白质和器官组成,包括白细胞、淋巴器官、淋巴细胞、抗体等。在创面愈合过程中,免疫系统发挥着重要作用,保护创面免受感染并促进组织修复。下面介绍免疫系统健康对创面愈合的关键影响及相关内容。

1)免疫系统对创面愈合的作用

(1)抗感染作用:免疫系统通过释放各种免疫细胞和蛋白质,在创面形成屏障,防止病原体侵入创面并引发感染,从而促进愈合。

（2）炎症调节：创伤后的炎症反应是创面愈合的重要阶段，免疫系统通过调节炎症反应的程度和时机，促进创面的修复和再生。

（3）组织修复：免疫系统参与调节创面愈合过程中的细胞增殖、迁移和分化，促进新组织的形成和修复。

2）影响免疫系统健康的因素

（1）营养不良：缺乏维生素、矿物质和蛋白质等营养素会影响免疫细胞的功能和数量，降低免疫系统的抗感染能力。

（2）疾病状态：某些慢性疾病如糖尿病、艾滋病等会损害免疫系统功能，增加创面感染和愈合延迟的风险。

（3）年龄因素：随着年龄的增长，免疫系统功能逐渐衰退，老年人容易出现免疫功能低下，影响创面愈合速度。

（4）环境因素：暴露在污染、辐射等环境中会影响免疫系统的健康，增加创面感染的风险。

3）保持免疫系统健康的方法

（1）健康饮食：摄取丰富的蔬菜、水果、全谷类、健康脂肪和优质蛋白质，保证免疫系统所需营养素的供应。

（2）锻炼身体：适度的有氧运动和力量训练有助于提高免疫系统功能，促进创面愈合。

（3）充足睡眠：良好的睡眠有助于调节免疫系统功能，增强抵抗力。

（4）管理压力：长期的压力会影响免疫系统功能，学会有效应对压力有助于保持免疫系统健康。

（5）戒烟限酒：戒烟限酒有助于减少对免疫系统的损害，促进创面愈合。

综上，免疫系统健康是影响创面愈合的关键因素之一。通过保持良好的生活方式、合理的饮食结构以及积极应对慢性疾病等因素，可以有效促进免疫系统的健康，提高创面愈合的成功率和速度。因此,重视免疫系统健康对于维护整体健康以及创面愈合具有重要意义。

5. 生活方式选择的影响

创面愈合是身体自然修复机制的一部分,但人们的生活方式选择可以显著影响愈合过程的速度和质量。

1) 运动对创面愈合的影响

适度的运动可以促进血液循环,增加氧气和营养物质输送到伤口处,从而促进伤口的愈合。

(1) 有氧运动:如散步、跑步、游泳等有氧运动可以增强心血管功能,促进血液循环,有利于伤口愈合。

(2) 力量训练:适度的力量训练可以增强肌肉和骨骼的力量,减少受伤的风险,并促进伤口的愈合和修复。

2) 心理健康对创面愈合的影响

心理健康与身体健康密切相关,良好的心理状态有助于提高免疫系统功能,促进伤口的愈合。

(1) 减轻压力:学会有效应对压力和焦虑,有助于提高免疫系统功能,促进伤口愈合。

(2) 保持乐观态度:积极乐观的心态有助于促进身体的自愈能力,加速创面的愈合过程。

3) 避免不良习惯对创面愈合的影响

不良习惯如吸烟、酗酒等会影响免疫系统功能,降低伤口愈合的速度和质量。

(1) 戒烟限酒:吸烟和酗酒会影响血液循环,降低氧气和营养物质输送到伤口处的速度,延缓伤口的愈合过程。

(2) 避免暴露在有害环境中,如辐射、污染等,有助于保护创面免受外界环境的影响。

综上,生活方式的选择对创面愈合具有重要影响。通过适度的运动、健康的心理状态以及避免不良习惯，可以有效促进伤口的快速愈合和良好修复。因此，人们应该注意调整生活方式，采取健康的生活方式来促进创面愈合，维护身体健康。

2.1.2 影响创面愈合的局部因素

1. 清洁和保湿对创面愈合的重要性

1）清洁对创面愈合的重要性

清洁是创面愈合过程中的首要步骤，它直接影响着创面愈合的速度和质量。清洁对创面愈合的重要性包括以下方面。

（1）预防感染。

创面往往容易受到外界细菌和病原体的感染，而清洁可以有效清除创面表面的污垢、细菌和异物，减少感染的风险，有利于愈合过程的顺利进行。

（2）促进愈合。

清洁可以刺激创面周围的血液循环，促进新鲜血液和养分输送到创面处，加速愈合过程。此外，清洁还有助于去除创面上的坏死组织和分泌物，为新生组织的生长提供良好的环境。

（3）减少炎症。

清洁可以减少创面周围的炎症反应，缓解疼痛和不适感，有利于创面愈合过程的顺利进行。

2）保湿对创面愈合的重要性

除了清洁外，保湿也是创面愈合过程中至关重要的一环。保湿对创面愈合的重要性主要有以下几个方面。

（1）保持湿润环境。

保湿可以帮助保持创面处的湿润环境，有利于细胞的生长和再生。相比于干燥的环境，湿润的环境更有利于创面愈合过程的进行。

（2）减少皮肤收缩。

保湿可以减少创面周围皮肤的收缩，防止产生瘢痕组织和肉芽组织，有利于创面的平滑愈合。

（3）缓解瘙痒和不适感。

保湿可以缓解创面周围的瘙痒和不适感，提高患者的舒适度，有利于愈合过程的顺利进行。

3）清洁和保湿的正确方法

为了确保清洁和保湿的效果，下面介绍一些正确的方法和注意事项。

（1）清洁方法。

a. 使用温水和温和的肥皂清洁创面，避免使用刺激性的化学物质。

b. 轻柔地用纱布或无菌棉球轻拭创面，避免过度摩擦和刺激。

c. 定期更换创面敷料，保持创面清洁和干燥。

（2）保湿方法。

a. 使用无刺激性的保湿霜或乳液轻柔地涂抹在创面周围的皮肤上。

b. 避免使用含有酒精和香料的保湿产品，以免刺激创面。

c. 每日多次涂抹保湿霜，保持创面周围的皮肤湿润。

清洁和保湿是创面愈合过程中不可或缺的重要步骤。正确的清洁方法可以预防感染、促进愈合、减少炎症；而适当的保湿则可以保持湿润环境、减少皮肤收缩、缓解瘙痒和不适感。因此，在创面愈合过程中，应该重视清洁和保湿，并采取正确的方法，了解相关注意事项，以促进创面的快速愈合和良好修复。

2. 局部血液循环的作用

创面愈合是机体对受损组织进行自我修复的生理过程，而局部血液循环在这一过程中起到重要作用。下面将深入探讨局部血液循环对创面愈合的重要性，以及其机制和影响因素。

1）创面愈合的基本过程

创面愈合包括 3 个主要阶段：炎症期、增生期和重建期。

（1）炎症期。创面受损后，机体立即启动炎症反应，血管扩张，血液流入受损区域，形成血栓，阻止出血，并吸引白细胞和其他免疫细胞清除死亡组织和外来病原体。

（2）增生期。在炎症期之后，机体开始重建受损组织。血管新生和血流的再次建立对于提供足够的营养和氧气至关重要。

（3）重建期。组织细胞开始增殖和分化，产生胶原蛋白和其他细胞外基质成分，逐渐填充创面。

2）局部血液循环的重要性

（1）营养输送。

局部血液循环通过输送氧气、营养物质和生长因子，为受损组织提供必要的营养和能量。这些物质是细胞代谢和新组织生成的基础，对于创面愈合至关重要。

（2）氧气供应。

氧气是细胞呼吸的必需物质，对于细胞代谢和能量产生很关键。局部血液循环能够将氧气输送至受损组织，促进细胞代谢和创面愈合过程的进行。

（3）代谢产物清除。

创面愈合过程中，代谢产物的清除同样重要。良好的局部血液循环可以有效清除细胞代谢产物和炎症介质，减少组织损伤和炎症反应，促进愈合过程的顺利进行。

（4）免疫细胞输送。

局部血液循环还能够输送免疫细胞至受损组织，参与炎症反应和清除病原体的过程。这对于预防感染和促进创面愈合也很重要。

3）影响局部血液循环的因素

（1）血管功能。

血管功能直接影响着局部血液循环的质量和速度。血管的舒张和收缩能力、血管壁的通透性和血流动力学参数等都会影响局部血液循环的效果。

（2）微循环状况。

微循环是指毛细血管和小动脉组成的微小血管网络，是局部血液循环的重要组成部分。微循环的通畅与否直接影响着局部组织的供血和代谢情况。

（3）炎症反应。

炎症反应会引起局部血管扩张和渗透性增加，从而影响局部血液循环的速度和质量。过度的炎症反应可能导致血管痉挛和微循环障碍，影响创面愈合过程。

（4）血液流变学参数。

血液的黏稠度、流变学参数等也会影响局部血液循环的效果。血液流变异常可能导致血液流动受阻，影响局部组织的供血和代谢。

综上，局部血液循环对于创面愈合起到重要的作用，它通过输送营养、氧气和生长因子，清除代谢产物，输送免疫细胞等多种途径促进创面愈合过程的进行。因此，保持良好的局部血液循环是创面愈合过程中的关键一环，对于提高创面愈合的质量和速度具有重要意义。同时，影响局部血液循环的因素也需要引起重视，及时采取措施进行调节和改善，以促进创面愈合过程的顺利进行。

3. 感染和炎症对愈合的挑战

创面愈合是机体对受损组织进行自我修复的生理过程，然而在某些情况下，感染和炎症可能会威胁创面愈合的进行，甚至导致愈合失败。感染和炎症引起的挑战使得创面愈合成为临床工作中的重要课题之一。

1）感染对创面愈合的影响

（1）感染的定义和机制。

感染是指病原微生物侵入机体组织并繁殖，导致机体产生病理反应的过程。常见的病原微生物包括细菌、病毒、真菌等。感染可通过创面、手术切口、烧伤等途径引起。

（2）感染对创面愈合的影响。

感染会导致创面愈合受阻，延长愈合时间，增加感染创面治疗的难度，甚至可能导致创面愈合失败。感染会引起局部炎症反应，破坏正常组织结构，阻碍细胞增殖和合成胶原蛋白的过程，同时增加了创面脓肿、坏死组织的形成。

（3）预防和处理感染。

预防感染是创面愈合过程中的重要环节。保持创面清洁，及时处理伤口，使用抗菌药物等方法有助于预防感染的发生。对于已经感染的创面，及时清创、抗感染治疗是必要的。

2）炎症对创面愈合的影响

（1）炎症的定义和机制。

炎症是机体对损伤或感染做出的非特异性反应，其主要特征包括红、肿、热、痛。炎症反应是机体免疫系统的一种保护性反应，旨在清除病原微生物和受损组织，促进组织修复。炎症过程主要包括血管反应和细胞反应两个阶段。血管反应包括血管扩张和血管通透性增加，使得血液和炎症细胞能够快速进入受损组织。细胞反应则涉及炎症细胞的激活、迁移和黏附等过程。

（2）炎症对创面愈合的影响。

虽然炎症反应是机体对抗感染和损伤的一种重要方式，但是过度或持续的炎症反应可能会对创面愈合产生负面影响。炎症会导致局部血管扩张和渗透性增加,增加创面渗出液,阻碍新生血管的形成,影响创面的营养供应和氧气输送,延缓愈合过程。

（3）预防和处理炎症。

预防和处理过度炎症反应对于促进创面愈合至关重要。适当的抗炎治疗、局部冷敷、控制感染等方法可以有效减轻炎症反应,促进创面愈合。

感染和炎症对创面愈合产生严重挑战,可能导致创面愈合受阻甚至失败。因此,预防感染和控制炎症反应是创面愈合过程中的关键环节。在临床实践中,及时清洁创面、预防感染、控制炎症反应、适当使用抗菌药物和抗炎药物等方法是促进创面愈合的有效方法(见图2-1)。

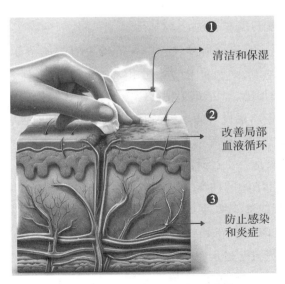

❶ 清洁和保湿

❷ 改善局部血液循环

❸ 防止感染和炎症

图2-1 促进创面愈合的有效方法

通过对感染和炎症对创面愈合的影响及其处理方法的深入了解,可以更好地指导临床实践,提高创面愈合的成功率,减少并发症的发生,为患者的早日康复提供帮助。

2.2　修复过程的基本原理

2.2.1　炎症的作用

创面修复是机体对受伤组织进行修复和再生的复杂过程,包括炎症、增生、重建和成熟等多个阶段。炎症反应作为创面修复的早期事件之一,起着重要的调节作用。炎症反应不仅能够清除受伤组织中的病原微生物和坏死组织,还能够调控后续的愈合过程。因此,深入理解炎症在创面修复中的作用机制,对于改善创面治疗效果具有重要意义。

1. 炎症的调节作用

炎症反应在创面修复过程中发挥着重要的调节作用。首先,炎症反应能够清除创面中的坏死组织和病原微生物,为后续愈合提供清洁的环境。其次,炎症反应能够引导和调控后续的愈合过程,包括促进新生血管的形成、刺激成纤维细胞的增生和胶原蛋白的合成等。因此,适度的炎症反应对于创面修复是必不可少的。

2. 炎症细胞在创面修复中的作用

1) 炎症细胞的种类

炎症反应涉及多种炎症细胞的参与,主要包括中性粒细胞、单核细胞、巨噬细胞、淋巴细胞等。这些细胞在创面修复中各司其职,共同完成愈合过程中的不同任务。

2) 炎症细胞的作用机制

在创面修复过程中,炎症细胞起着不可或缺的作用,它们参与调节炎症反应、清除病原微生物、清除坏死组织、调节愈合过程等多个方面。以下是炎症细胞在创面修复中的主要作用机制。

（1）中性粒细胞（PMNs）。

a. 清除病原微生物。中性粒细胞是体内最主要的白细胞类型，它们能够快速移动到受伤组织，并通过吞噬和消化来清除创面上的病原微生物，起到保护作用。

b. 清除坏死组织。中性粒细胞还能够清除创面上的坏死组织和细胞碎片，清理创面，为后续的修复提供清洁的环境。

（2）单核细胞/巨噬细胞。

a. 调节炎症反应。单核细胞通过不同趋化因子到达损伤部位，分化成为巨噬细胞，在创面修复过程中起着重要的调节作用。巨噬细胞能够分泌炎症介质，如白细胞介素-1（IL-1）、肿瘤坏死因子-α（TNF-α）等，调节炎症反应的进行。

b. 清除细胞残骸。巨噬细胞能够吞噬和清除创面上的细胞残骸和坏死组织，促进创面的清理和修复。

（3）淋巴细胞。

a. 免疫调节。淋巴细胞参与调节免疫反应，在创面修复过程中发挥重要作用。特别是 T 淋巴细胞能够调节炎症反应的平衡，防止过度炎症反应的发生。

b. 抗感染。淋巴细胞还能够参与创面的抗感染过程，通过调节免疫反应，增强机体对抗感染的能力。

炎症细胞通过其不同类型和功能，在创面修复的不同阶段发挥着重要的作用。它们相互协作，共同参与调节创面修复过程，保障受损组织的修复和再生。深入理解炎症细胞在创面修复中的作用机制，有助于开发新的治疗策略和药物，促进创面愈合的进行。

3. 炎症介质在创面修复中的作用

1）炎症介质的种类

在创面修复过程中，炎症介质也起着重要的调节作用，包括细胞因子、趋化因子、炎症介导物质等。这些介质能够调控炎症细胞的活化、迁移和分泌，参与调节创面修复的进行。

2）炎症介质的作用机制

以下是炎症介质在创面修复中的主要作用机制。

（1）促进炎症反应的启动。某些炎症介质能够促进炎症反应的启动，如白细胞介素-1（IL-1）、肿瘤坏死因子-α（TNF-α）等。它们能够激活炎症细胞，导致炎症反应的发生，并引导其他炎症介质的释放。

（2）调节炎症细胞的活化和迁移。趋化因子是一类能够引导炎症细胞向创面移动的介质。当创面受损时，细胞会释放趋化因子，吸引炎症细胞迁移到受损部位，参与炎症反应和创面修复过程。

（3）促进细胞增殖和修复。一些生长因子如表皮生长因子（EGF）、成纤维细胞生长因子（FGF）等，能够促进创面上上皮细胞和成纤维细胞的增殖，加速创面愈合过程。

（4）调节胶原合成和基质重建。炎症介质能够调节成纤维细胞合成胶原蛋白的过程，促进新的胶原蛋白沉积于创面，加强创面的机械支撑和结构重建。

（5）抑制过度炎症反应。一些抗炎症介质如白细胞介素-10（IL-10）等，能够抑制过度炎症反应，防止炎症过度发展，维持炎症反应的平衡。

总的来说，炎症介质可以调节炎症反应的发生和后续的创面修复过程，对于炎症介质在创面修复中的作用机制的深入研究，有助于开发新的治疗方法和药物，促进创面愈合的进行。

炎症反应是创面修复过程中不可或缺的早期事件，其对于后续愈合过程的进行起着重要调节作用。炎症细胞和炎症介质在创面修复中发挥着重要作用，通过参与调节炎症反应和创面愈合的各个环节，促进创面的修复和愈合。未来的研究应该进一步深入探讨炎症在创面愈合中的精细调节机制,以及寻找新的干预手段,为临床治疗提供更加有效的策略。

2.2.2 细胞的再生和分化

创面修复是机体对外界损伤做出的一种生理性反应,涉及多种细胞类型的参与和协同作用。在创面修复的过程中,细胞的再生和分化非常关键。细胞再生是指损伤后机体内部细胞的增殖和再生过程,而细胞分化则是指细胞在特定条件下表达其功能基因的过程。细胞的再生和分化不仅能够修复受损组织,还能够恢复其功能。因此,深入理解细胞再生和分化在创面修复中的作用机制,对于揭示创面愈合的分子机制、开发新的治疗策略具有重要意义。

1. 细胞再生在创面修复中的作用机制

细胞再生是创面修复过程中的关键步骤之一,它通过增殖和再生受损细胞来恢复组织结构和功能。在创面修复中,干细胞是细胞再生的重要来源之一。干细胞具有自我更新和多向分化的潜能,能够分化为多种细胞类型,包括成纤维细胞、角质形成细胞、肌肉细胞等,参与创面修复过程。此外,外周血循环中的造血干细胞和间质干细胞等也可以迁移至受损组织,参与创面修复。细胞因子和生长因子等细胞外信号对干细胞的增殖和分化起着重要的调节作用,如表皮生长因子(epidermal growth factor, EGF)、碱性成纤维细胞生长因子(basic fibroblast growth factor, bFGF)、血管内皮生长因子(vascular endothelial growth factor, VEGF)等。通过调节这些信号通路,可以促进干细胞的增殖和分化,加速创面修复过程。

2. 细胞分化在创面修复中的作用机制

细胞分化是创面修复过程中的另一个关键步骤,它使干细胞和其他前体细胞转化为特定功能的细胞,参与创面修复和再生。在创面修复过程中,多种细胞类型的分化发挥着不同的作用。例如，表皮干细胞分化为角质形成细胞，形成新的表皮组织；成纤维细胞分化为成纤维细胞和瘢痕组织，填充创面并提供支持；肌肉干细胞分化为肌肉细胞，修复受损的肌肉组织。细胞分化受到内部和外部因素的调控，包括细胞因子、生长因子、基因表达调控等。例如，转录因子如 NF - κB、Smad、Wnt/β - catenin 等参与调节细胞的分化方向和程度，影响创面修复的速度和质量。

3. 信号通路在创面修复中的作用机制

信号通路是细胞再生和分化的重要调节机制之一，在创面修复过程中发挥重要作用。多种信号通路参与调节细胞的增殖、分化和迁移，包括 Wnt、Hedgehog、Notch、TGF - β/Smad 等信号通路。这些信号通路通过调节细胞因子和生长因子的表达及其信号传导，影响细胞再生和分化的过程。例如，Wnt 信号通路参与调节干细胞的增殖和分化，促进创面修复过程中的表皮再生和修复；TGF - β/Smad 信号通路参与调节成纤维细胞的增殖和分化，促进创面修复过程中的瘢痕形成和修复。通过深入研究这些信号通路的作用机制，可以揭示创面愈合的分子机制，为创面修复的临床治疗提供理论基础。

细胞的再生和分化在创面修复过程中十分关键，其机制涉及干细胞的参与、细胞因子和生长因子的调节、信号通路的激活等多个方面。深入理解细胞的再生和分化在创面修复中的作用机制，对于揭示创面愈合的分子机制、开发新的治疗策略具有重要意义。未来的研究应当进一步深入探讨细胞再生和分化的分子机制，开发针对性的干预手段，为创面修复的临床治疗提供更有效的方法。

2.2.3 瘢痕形成的过程

瘢痕形成是皮肤受伤后的常见结果，不仅影响外观美观，还可能导致功能障碍。虽然皮肤在受伤后可以进行自我修复，但在某些情况下，修复过程会导致瘢痕的形成。瘢痕形成是一个复杂的过程,涉及多种细胞类型和分子信号的参与。

1. 炎症阶段

炎症是瘢痕形成过程中的第一个阶段,其目的是清除损伤组织和防止感染。在炎症阶段,损伤组织释放炎症介质,如白细胞趋化因子、炎症细胞因子等,引起局部血管扩张和通透性增加,从而导致炎症细胞(如中性粒细胞、单核细胞等)的浸润和活化。这些炎症细胞释放的细胞因子和生长因子进一步促进了后续的细胞增殖和胶原合成。

2. 细胞增殖和迁移

在炎症阶段之后,活化的成纤维细胞开始增殖、迁移至受伤部位。成纤维细胞是瘢痕形成过程中的关键细胞类型,它们产生胶原和其他基质分子,促进组织修复。在创伤部位,成纤维细胞通过胞外基质的支架进行迁移,并释放胶原前体分子,从而形成新的胶原纤维网络。

3. 胶原合成和降解

在瘢痕形成的过程中,胶原的合成和降解是动态平衡的。成纤维细胞合成胶原和其他基质分子,促进瘢痕的形成和增强。然而,过度的胶原沉积和缺乏正常的胶原降解可能导致瘢痕组织的形成。在正常的皮肤愈合过程中,胶原会逐渐重组和降解,最终形成较少的瘢痕组织。然而,在某些情况下,胶原的过度积累和不当的重组会导致瘢痕的形成。

4. 分子调控机制

瘢痕形成的分子机制涉及多种细胞因子、生长因子和信号通路的调控。例如,转化生长因子-β(transforming growth factor-β,TGF-β)家族在瘢痕形成过程中起着重要作用,它们促进成纤维细胞的增殖和胶原的合成。另外,Wnt、Notch 和 Hedgehog 等信号通路也参与调控瘢痕形成的过程。了解这些分子调控机制有助于发展针对性的治疗方法，以防止或减轻瘢痕的形成。

5. 治疗方法

目前，治疗瘢痕的方法包括局部治疗和手术治疗两种。局部治疗方法包括外用药物、物理疗法和激光治疗等，可用于减轻瘢痕的症状和改善皮肤外观。手术治疗方法包括手术切除、瘢痕矫正术和植皮术等，可用于去除瘢痕组织和重建受损皮肤。然而，这些治疗方法都存在一定的局限性，如复发率高、创伤大等。因此，发展新的治疗方法对于改善瘢痕治疗效果十分关键。

外用药物是治疗瘢痕的常见方法之一，主要包括以下几类。

（1）硅凝胶：一种常用的局部治疗药物，其通过保持湿润环境促进瘢痕愈合，并减少瘢痕的红肿和硬化。

（2）荷尔蒙类药物：如肾上腺皮质激素类药物，可减轻瘢痕的炎症反应和红肿。

（3）抗生素类药物：用于预防瘢痕感染和促进伤口愈合。

物理疗法是另一种常用的局部治疗方法，主要包括以下几类。

（1）压力疗法：通过施加外界压力，减少瘢痕组织的生长和扩张，从而改善瘢痕的外观。

（2）激光治疗：可以促进瘢痕组织的重塑和修复，改善瘢痕的颜色和质地。

手术治疗方法主要包括以下几类。

（1）手术切除：一种常用的手术治疗方法，适用于较大、较严重的瘢痕。通过手术切除瘢痕组织，然后采用皮瓣移植或皮肤移植等方法修复受损皮肤，以达到改善瘢痕外观和功能的目的。

（2）瘢痕矫正术：一种针对性较强的手术治疗方法，适用于局部瘢痕的修复和重建。通过局部组织移位、切除或缝合等方法，改善瘢痕的形态和质地，使其更接近正常皮肤。

（3）植皮术：一种较为激进的手术治疗方法，适用于较大面积的瘢痕修复。通过取自患者其他部位的健康皮肤组织,植入瘢痕部位进行修复和重建,以恢复受损皮肤的功能和外观。

　　未来的研究应当重点关注瘢痕形成的分子机制,并开发针对性的治疗方法。例如,可以利用基因编辑技术调控瘢痕形成相关基因的表达,或者设计针对特定信号通路的药物来干预瘢痕形成过程。此外,研究人员还可以探索新的生物材料和生物工程技术,用于重建受损皮肤和促进瘢痕修复。综上所述,通过深入研究瘢痕形成的机制(见图2-2)和开发新的治疗策略,有望为瘢痕患者提供更有效的治疗方案。

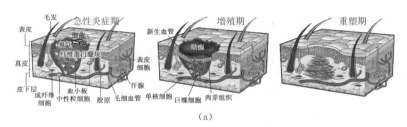

(a)

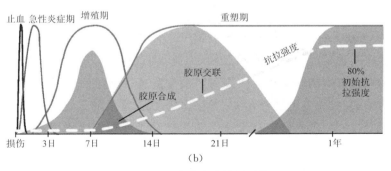

(b)

图2-2　瘢痕形成的机制①

---

① 图(a)来源:Gurtner G C, Werner S, Barrandon Y, et al. Wound repair and regeneration [J]. Nature, 2008, 453(7193):314-21. 图(b)来源:Auer J A, Stick J A. Equine surgery [M]. Wilmington: Elsevier Inc., 2006:44-62.

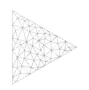

3 现代医学的介入

3.1 手术修复组织缺损的奥秘

　　我们可以把人体想象成一幅令人惊叹的拼图，每一片拼图块都在其独特的位置上协同工作，维持我们整体的健康和活力。然而，外伤、疾病和老化等原因有时会使这些拼图出现问题，产生组织缺损，给患者造成身体和心理上的困扰。幸运的是，医生拥有一根魔杖——手术修复技术。借助移植健康组织或生物材料，他们可以重新构建人体的拼图，使其恢复正常功能。事实上，外科手术是现代医学领域中一项极为重要的技术和实践。作为一种医疗干预手段，整形外科医生已经可以通过外科切割、修复和重建来治疗各种疾病、损伤和畸形。而这种修复重建技术的发展不仅拓展了医学的边界，也深刻影响着人类的健康和生活质量。

　　2008年，来自德国慕尼黑的医疗团队完成了世界首例异体双上臂移植(见图 3-1)。这一手术展示了外科修复手术在面对极端医疗挑战时的巨大潜力：通过精细的显微外科技术，医生成功地将捐赠者的双臂移植到一名失去双臂的农民身上。这也完美诠释了"拼图修复"：通过外科手术，将缺失的"拼图"重新整合，恢复其原有的外观和功能①。恰在不久前（2023 年 5 月），纽约大学 Langone 医学中心的整形外科团队为一名来自美国阿肯色州的 46 岁退伍军人进行了世界首例全眼和部分面部移植手术。该手术包括从单一捐献者处移植整个左眼和部分面部，使其成为医学史上

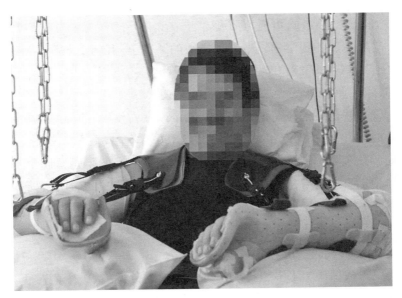

图 3-1　异体双上臂移植②

①　文献来源：Machens H G. The first bilateral arm transplantation in the Klinikum rechts der Isar, Technische Universität München [J]. Handchir Mikrochir Plast Chir., 2008, DOI:10.1055/s-2008-1038946.

②　图片来源：https://www.tum.de/en/news-and-events/all-news/press-releases/details/31885

首例人类全眼移植手术，也是此类联合移植手术中唯一成功的案例（报道详见 https://nyulangone.org/news/nyu-langone-health-performs-worlds-first-whole-eye-partial-face-transplant）。通过这样的例子，我们不仅可以看到整形外科医生如何利用其专业技能"重构"人体，还能感受现代医学在恢复患者身体和精神健康方面所能达到的高度。这种手术不仅是技术上的胜利，更是对生命的深刻尊重和致敬，充分体现了现代医学将科技进步转化为人类福祉的伟大使命。接下来，我们将试着揭开这项医疗奇迹的奥秘，了解手术如何改变人体的结构与功能。

3.1.1　手术的历史与演变

手术作为医学领域中不可或缺的一部分，其历史与演变充满了令人瞩目的发展和里程碑式的进步。

1. 古代手术：开膛手术的残酷时代

古代的手术可谓是原始而残酷的。在古埃及、古希腊和古罗马时期，医生们对于手术的理解和技术非常有限，手术常常在没有麻醉药和消毒措施的情况下进行。其中最著名的就是开膛手术，医生们直接用刀在患者体表上划开伤口，以期找到病灶并进行治疗。然而，由于感染和出血等问题，古代手术的存活率极低，患者往往面临着生死存亡的考验。

1）古代医学的蛮荒探索

古代的医学水平相较现代医学显得十分低劣，医生们对于人体结构和生理功能的了解十分有限。在无法拍摄 X 射线摄影胶片、CT 等现代影像学医疗设备的情况下，医生们只能通过外观和患者的症状来判断疾病的位置和性质。因此，在处理内部疾病时，他们常常选择进行开膛手术以便直接观察和处理内部器官。

2）开膛手术的历史渊源

开膛手术的历史可追溯至古埃及、古希腊和古罗马时期。在这些古代文明中，医学被视为一门神秘的学科，医生被尊为治病救人的英雄。然而，古代医学的方法和手术技术十分原始和残酷，开膛手术成为当时治疗内部疾病的主要手段之一。

3）开膛手术的实施方式

开膛手术通常是在没有任何麻醉药物和消毒措施的情况下进行的。医生们用锋利的刀具在患者体表上划开一个大口子，直接用刀子刺入腹腔或胸腔，以便暴露内部器官。在这个过程中，患者往往要忍受剧痛，有些甚至会因过度失血而丧生。医生们试图通过肉眼检查和手动操作来找到病灶并进行治疗，然而由于操作粗糙和环境污染，发生感染和并发症的风险极高。

4）影响与启示

古代开膛手术的残酷实践给人类社会留下了深刻的启示。首先，它提醒我们珍惜现代医学技术的进步和成就，让我们深切体会医学的发展是多么不容易。其次，古代开膛手术的失败和惨痛教训也促使人们更加重视卫生和消毒，在医疗实践中加强规范化管理，以确保患者的安全和健康。

古代手术的开膛手术时代虽然残酷，但它也是人类医学史上不可忽视的一个重要篇章。通过对这段残酷历史的回顾和反思，我们更加珍惜并推动现代医学的发展，为人类的健康福祉贡献力量。愿我们铭记历史，珍爱生命，不断追求医学的进步与完善。

2. 中世纪至文艺复兴时期：手术技术的缓慢进步

中世纪至文艺复兴时期，手术技术虽然有所进步，但依然停留在比较原始的阶段。在欧洲，外科医生开始使用止血方法和缝合技术，使得手术操作更加细致和精确。然而，由于缺乏对感染和卫生的认识，手术仍然面临着严重的感染风险，患者的存活率并没有显著提高。

1）中世纪的医学与手术

在中世纪，欧洲的医学水平相对较低，医生们的知识主要来源于古希腊和古罗马的经典著作，而这些著作对人体结构和疾病的理解十分有限。因此，手术往往是一种非常危险的选择，而且缺乏有效的麻醉和消毒手段，患者常常面临感染和并发症的风险。

2）手术技术的缓慢进步

在这样的背景下，中世纪的手术技术进步缓慢而艰难。由于医生们对人体结构和生理功能的认识十分有限，他们往往只能通过解剖尸体和手术实践来不断摸索。由于缺乏现代手术工具和技术，手术的成功率很低，患者的存活率也很低。医生们针对止血、伤口愈合和疼痛缓解的方法也非常有限，这进一步限制了手术的应用范围和效果。

3）文艺复兴对手术技术的影响

随着文艺复兴时期的到来，人类对于科学和医学的兴趣逐渐增加，这也促进了手术技术的进步。文艺复兴时期的解剖学家和医生们开始更加系统地研究人体结构和器官功能，大大丰富了人们对人体的认识。伟大的解剖学家安德烈亚斯·维萨里（Andreas Vesalius，1514—1564）在解剖学领域做出了重大贡献，他的解剖学著作《人体的构造》成为当时解剖学的标志性著作，为后人提供了宝贵的解剖知识。

4）手术技术的改进与创新

在文艺复兴时期，随着对人体解剖学知识的不断积累，医生们开始尝试改进手术技术，提高手术的成功率和患者的存活率。他们设计了更精密的手术工具，改进了止血和伤口愈合的方法，同时也开始使用一些天然草药和药物来缓解手术的疼痛和减轻患者的痛苦。这些改进和创新为手术技术的发展奠定了基础，为后来现代手术技术的诞生打下了坚实的基础。

5）影响与启示

中世纪至文艺复兴时期手术技术的缓慢进步，反映了人类对于医学和解剖学知识的探索历程。尽管在当时医学技术的条件下，手术仍然是一种危险的选择，但医生们不断努力改进手术技术，并通过不懈的实践和思考，为现代手术技术的发展奠定了基础。这段历史告诉我们，医学的进步是需要长期不懈的努力和探索的，同时也提醒我们珍惜现代医学技术的成就，不断追求医学的进步与完善。

因此，中世纪至文艺复兴时期手术技术的缓慢进步，是医学史上的又一重要篇章。通过对这一段历史的回顾和反思，我们可以更好地理解医学技术的发展历程，珍惜并推动现代医学的进步，为人类的健康福祉贡献力量。

3. 工业革命与现代手术：医学技术的飞速发展

随着工业革命的到来，医学技术迎来了巨大的飞跃。从 19 世纪到 20 世纪初，无菌技术和麻醉药物的发明使得手术变得更加安全和可行。路易斯·巴斯德（Louis Pasteur，1822—1895）的无菌理论、约瑟夫·利斯特（Joseph Lister，1827—1912）的消毒理论等成果为手术的发展奠定了基础。此外，麻醉药物的广泛应用使得患者不再需要忍受手术过程中的剧痛，大大提升了手术的成功率和患者的生存概率。

1）工业革命与医学技术的联系

工业革命始于 18 世纪的英国，随着机械化生产和工业化的迅猛发展，人类社会进入了全新的时代。工业革命带来了科学技术的迅速进步，也催生了现代医学技术的发展。工业革命时期的医学技术得以极大提升，主要体现在 3 个方面。

（1）科学知识的积累：工业革命时期，人们对生物学、解剖学等医学科学知识有了更深入的了解，大大促进了医学理论的发展和医学实践的进步。

（2）技术手段的改进：工业革命带来了更先进的制造技术和材料科学，医疗器械的制造水平得到显著提高，手术工具的精密度和安全性大幅提升。

（3）卫生环境的改善：工业革命推动了城市化进程，也引发了卫生问题。为了改善卫生条件，人们开始重视医疗卫生、消毒防疫等方面的工作，有利于手术的成功率和患者的康复。

2）现代手术技术的飞速发展

在工业革命的推动下，现代手术技术得以快速发展和演进，呈现以下几个显著特点。

（1）麻醉技术的进步：工业革命时期，麻醉药品的发展和应用使手术过程更加安全和舒适，大大提高了手术成功率和患者的生存概率。

（2）外科手术的精细化：随着手术器械和技术的不断改进，外科手术变得更加精细化和精准化，医生们能够进行更复杂的手术操作，治疗更多的疾病。

（3）感染控制的突破：工业革命时期，人们对感染病原体的认识不断深化，有效的消毒技术和器械的使用大大减少了手术感染的风险，为手术治疗的成功奠定了基础。

（4）微创手术技术的兴起：现代医学技术的发展，推动了微创手术技术的兴起，通过小切口或内窥镜等方式进行手术，减少了患者的痛苦，缩短了恢复时间，提高了手术效果。在这其中，不得不提到哈罗德·吉利斯（Harold Gillies）的贡献。作为现代整形外科的先驱者，吉利斯在第一次世界大战期间，对面部严重受伤的士兵进行了革命性的手术治疗。他不仅关注恢复患者的功能，更注重外观的美观修复，极大地提高了士兵们的生活质量。例如，吉利斯开创性地使用了"皮管"技术，这种方法使健康的皮肤能够移植到受损的身体部位，并成功地与患者原有的组织融合，这一技术至今仍广泛应用于现代整形外科中(见图3-2)。

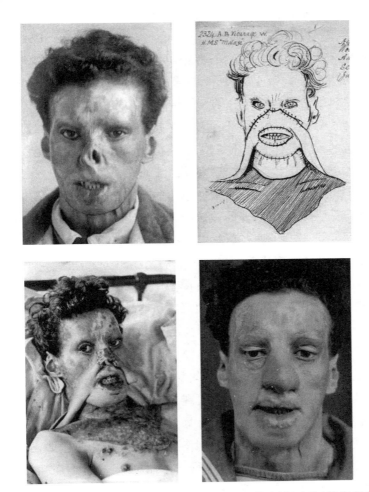

图3-2　吉利斯于1917年利用"摆动的"管状蒂皮瓣(皮管)修复患者被
损毁的鼻部①

① 图片来源：Santoni-Rugiu P, Sykes P J. A history of plastic surgery [M]. New
York：Springer Berlin Heidelberg, 2007.

3）启示和影响

工业革命对现代手术技术的发展起到了重要的推动作用，同时也给我们提供了一些启示和反思。

（1）科学技术的力量：工业革命彰显了科学技术的强大力量，科学方法论和技术创新对医学技术的发展十分重要，我们应该继续弘扬科学精神，推动医学技术的不断进步。

（2）人文关怀的重要性：尽管技术发展可以改善手术效果，但对患者的人文关怀同样不可或缺。在手术治疗中，医生应该注重患者的心理健康和全面护理，实现医疗的人文化。

（3）持续学习与创新：工业革命时期的医学技术发展告诉我们，医学是一个不断进步的领域，医生们应该保持持续学习和创新的态度，不断提升自身的医疗水平和技术能力。

工业革命与现代手术技术的发展密不可分，工业革命时期的科学技术进步为现代医学技术的飞速发展奠定了基础。通过对这一历史进程的回顾和总结，我们可以更好地认识到科学技术的力量和医学的重要性，致力于医学技术的创新和发展，为人类的健康福祉不懈努力。

4. 现代手术技术的多样化与精密化

随着科学技术的不断进步，现代手术技术已经多样化并且高度精密化。微创手术、机器人辅助手术、显微外科技术等新技术的应用使得手术操作更加精准、创伤更小、康复更快。例如，微创手术通过小切口和内窥镜技术进行操作，减少了术后疼痛和并发症的发生，大大提升了手术的安全性和效果。

1）现代手术技术的多样化

（1）微创手术技术。微创手术技术是一种以尽可能小的切口或内窥镜等方式进行手术的方法，包括腔镜手术、微创介入手术等。这种技术可以减少术后疼痛、缩短恢复时间，并减少术后并发症的发生率,逐渐成为各种手术的首选方式。

（2）机器人辅助手术。机器人辅助手术是指通过机器人系统辅助医生进行手术操作,提高手术操作的精准度和稳定性。机器人手术系统可以实现高难度的手术,减少手术风险,广泛应用于心脏外科、泌尿外科、神经外科等领域。

（3）激光手术技术。激光手术技术利用激光器对组织进行精确切割、凝固或蒸发,具有出血少、伤口小、愈合快的优点,广泛应用于眼科、皮肤整形等领域。

（4）纳米技术在手术中的应用:纳米技术在手术中的应用包括纳米药物载体、纳米医学影像等,可以实现对微小器官和细胞的精确治疗和检测,为手术治疗提供了新的可能性。

2）现代手术技术的精密化

现代手术技术的精密化主要表现在手术操作的精准性、安全性和有效性 3 个方面:

（1）精准性。现代手术技术借助先进的影像学技术(如 CT、MRI 等)和导航系统,可以更准确地定位病变部位、规划手术路径,确保手术操作的精准性。

（2）安全性。现代手术技术在手术器械、麻醉药物、手术环境等方面都有了显著提升,可以更好地保障患者的手术安全,减少手术并发症的发生率。

（3）有效性:现代手术技术的精密化使得医生可以更加有效地进行手术操作,减少手术时间,减轻患者的痛苦,提高手术的成功率和治疗效果。

3）代表性现代手术技术及其应用

（1）腔镜手术:腔镜手术是一种微创手术技术,通过腔镜在体内进行手术操作,常用于胆囊、肠道等部位的手术,具有创伤小、恢复快的优点。

（2）机器人辅助心脏手术：机器人辅助心脏手术可以实现对心脏疾病的微创治疗，减少胸部切口，降低手术风险，是心脏疾病治疗的重要手段。

（3）激光近视手术：激光近视手术利用激光技术对眼部进行调整，从而改善视力问题，是一种常见的眼科手术方式。

（4）纳米医学影像引导下的肿瘤切除手术：利用纳米医学影像技术，医生可以更清晰地看到肿瘤组织的边界，精确切除肿瘤，减少对正常组织的损伤，提高手术的治疗效果。

现代手术技术的多样化与精密化为医学领域的发展带来了巨大的推动力，为患者提供了更多选择，并大幅提高了手术治疗的成功率和安全性。随着科技的不断进步，相信现代手术技术将会迎来更多的创新，为人类健康事业做出更大贡献。

5. 未来展望：智能化手术与个性化治疗

随着人工智能和生物技术的快速发展，未来的手术领域也将迎来新的变革。智能化手术系统可以通过图像识别、机器学习等技术帮助医生进行更精准的手术操作，降低手术风险和提高手术成功率。个性化治疗则将根据患者的基因信息和生理特征设计个性化的手术方案，达到更精准、更有效的治疗效果。

1）智能化手术

（1）机器人辅助手术。随着机器人技术的不断发展，机器人辅助手术已经在许多领域得到广泛应用，如心脏外科、神经外科等。未来，随着机器人技术的进一步成熟和智能化水平的提升，机器人在手术中将扮演更加重要的角色，提高手术操作的精准性和稳定性，减少人为误差，降低手术风险。

（2）虚拟现实技术在手术中的应用。虚拟现实技术可以帮助医生在手术前进行模拟操作，规划手术路径，提前发现潜在问题，提高手术的成功率。未来，虚拟现实技术将在手术培训、手术规划等方面得到更加广泛的应用。

（3）人工智能在手术中的应用。人工智能技术可以通过数据分析、图像识别等手段帮助医生做出更准确的诊断和治疗决策，在手术中实现智能化辅助。未来，人工智能将在手术中发挥越来越重要的作用，提供更精准、个性化的治疗方案。

2）个性化治疗

（1）基因检测与个性化药物设计。基因检测技术的发展使得医生可以更好地了解患者的基因信息，为患者制订个性化的治疗方案。未来，基因检测将在药物治疗中发挥更大的作用，帮助设计针对个体基因特点的药物，提高治疗效果。

（2）干细胞治疗。干细胞治疗是一种新型的个性化治疗方式，可以利用患者自身的干细胞进行修复和再生治疗。未来，随着干细胞技术的进步，干细胞治疗将成为更多疾病的有效治疗手段。

（3）智能化药物输送系统。智能化药物输送系统可以根据患者的实时生理状态和药物需要量进行调整，实现精准治疗。未来，智能化药物输送系统将更加普及，提高药物治疗的效果，减少不良反应。

3）未来展望

未来，随着智能技术和生物医学技术的不断创新与融合，智能化手术与个性化治疗将成为医学领域的重要发展方向。人们将享受到更个性化、更精准、更安全的医疗服务，治疗效果将得到进一步提升，治疗过程将更加舒适和便捷。同时，医疗资源的合理利用和医疗成本的控制也将得到改善，为广大患者带来更多福祉。

综上，手术的历史与演变见证了医学技术的飞速发展和人类对健康的不懈追求。从古代的原始手术到现代的精密微创手术，每一次技术进步都为人类带来了更多的生存机会和健康福祉。未来，随着科技的不断创新和医学的不断进步，相信手术这一神奇的医学技术将继续为人类健康和生命质量带来更多的奇迹与希望。

3.1.2　手术的分类与应用

根据手术的性质和目的，手术可以分为多种类型：

（1）创伤手术：用于治疗外伤引起的损伤，包括骨折、切割伤等。

（2）择期手术：预防性手术或计划性手术，如拔牙、整形手术等。

（3）紧急手术：治疗突发疾病或危及生命的情况，如阑尾炎手术、心脏搭桥术等。

（4）微创手术：采用微小切口或内窥镜技术进行的手术，减少创伤和恢复时间。

（5）器官移植手术：将损坏的器官替换为健康的器官，如心脏移植、肾移植等。

除了治疗疾病和损伤，手术还可以改变人体的外观，提高生活质量，帮助患者恢复自信。整形手术、减肥手术、眼科手术等都是常见的例子。

3.1.3　手术的过程与风险

无论何种类型的手术，都需要经过严格的准备和操作流程，以确保手术的成功和患者的安全。手术过程通常包括以下几个关键步骤。

（1）术前评估。医生在术前会对患者进行全面评估，包括病史、体格检查、实验室检查等，以确定手术的适应证和风险。

（2）麻醉。麻醉师会根据手术类型和患者的情况选择合适的麻醉方式，确保患者在手术过程中无痛苦。

（3）手术操作。外科医生会根据手术的需要进行切割、缝合、修复等操作，确保手术达到预期效果。

（4）术后护理。术后护理包括疼痛管理、伤口护理、康复训练等，旨在促进患者的康复和恢复。

尽管现代手术技术已经非常先进，但手术仍然存在一定的风险和并发症。术中出血、感染、器官损伤等都是可能发生的并发症，因此患者在接受手术前应该充分了解手术的风险和可能的后果。

3.1.4　手术对人体的影响与改变

手术可以在多个方面改变人体，包括但不限于以下几点。

（1）治疗疾病：手术是治疗许多疾病和损伤的有效方法，可以帮助患者恢复健康。

（2）恢复功能：手术可以修复受损的器官和组织，恢复其正常功能，让患者重新获得生活能力。

（3）改善外观：整形手术可以改变身体的外貌，提升患者的自信和生活质量。

（4）延长寿命：某些手术，如心脏搭桥术、肾移植等，可以延长患者的寿命，提高生活质量。

总的来说，手术作为一种重要的医疗干预手段，可以治疗疾病、提高生活质量。随着医学技术的不断进步和完善，相信手术在未来会发挥更加重要的作用。

3.1.5　组织缺损修复手术

人体组织缺损是指由于外伤、疾病或其他原因导致的组织损伤或缺失，给患者带来身体和心理上的困扰。为了解决这一问题，医学界发展出了各种手术修复技术，通过移植健康组织或利用生物材料进行修复，从而改变人体的生理结构和功能。下面将介绍手术修复组织缺损的原理、类型和影响，以及如何改变人体的过程。

1. 组织缺损修复的原理和类型

医生运用组织缺损修复这一最常用的"魔法"之一就是移植手术。它包括器官、皮肤和骨骼等不同类型的移植，将身体一个部位的健康组织移植到缺损的区域，实现拼图的再生与重建。另一种"魔法"是使用生物材料修复，利用合成的材料或蛋白质基质来替代缺损的组织，如人工骨和人工血管。这些生物材料如同填充拼图空缺的特殊片段，促进新组织的生长与再生，帮助受损区域恢复其功能。此外，最新的"魔法"还有干细胞治疗。它通过注入具有高度再生能力的干细胞，激活人体自愈机制，实现组织的自我修复，展现了巨大的再生潜力。

2. 手术修复对人体的影响

（1）身体结构的改变。手术修复组织缺损可以改变人体的生理结构，使受损部位重新恢复功能，提高生活质量。

（2）功能恢复与改善。手术修复可以让患者重拾被缺损剥夺的身体功能，如关节运动、呼吸和活动，使他们能够重新回归正常的生活。

（3）心理影响：手术修复可以改善患者的外貌和身体功能，减轻患者的心理负担，增强自信心，提高生活幸福感。让他们感受到生活的完整性。

3. 手术修复的过程

（1）评估与规划。医生会根据患者的具体情况进行评估，制订相应的手术修复方案，确定手术范围和方式。

（2）手术操作。在手术中，医生会根据规划进行精细的操作，移植健康组织或进行生物材料修复，确保手术效果。

（3）术后恢复。手术后，患者需要进行术后恢复和康复训练，遵循医嘱，保持休息和饮食，促进伤口愈合和功能恢复。

综上所述，手术修复组织缺损正是医生运用"魔杖"为患者带来的神奇魔法，重新构建"生命拼图"的完整性。手术修复组织缺损是整形外科医生的一种重要的治疗方法，借助这一工具，医生可以改变人体的生理结构和功能，提高生活质量。通过移植手术、生物材料修复等技术，医学界为患者提供了更多的治疗选择，帮助他们重新融入社会，重拾信心，享受更加完整的人生。相信随着医学技术的不断发展，未来的手术修复技术将更加精确且个性化，为更多的组织缺损患者带来希望。

3.2　组织缺损修复的手术方法

3.2.1　植皮手术

植皮手术是一种常见的皮肤修复和再生技术,广泛应用于烧伤、创伤、溃疡等导致皮肤缺损的情况。下面将深入探讨植皮手术的技术特点,包括基本原理、不同类型、技术特点、优势和局限性等内容,旨在帮助读者更全面地了解这一重要的医疗技术。

1. 植皮手术的基本原理

植皮手术是通过将健康的皮肤组织移植到受损或缺损的部位,促进皮肤再生和愈合的过程。其基本原理如下:

在植皮手术中,移植的皮肤可以来自患者的健康皮肤(自体移植)或捐赠者的皮肤(异体移植)。自体移植通常是首选,因为避免了免疫排斥反应,减少了并发症的风险。在植皮手术前,需要对受损或缺损部位进行充分的准备和处理,确保创面清洁、无感染,并为移植皮肤提供良好的生长环境。移植皮肤通常从患者其他部位(如大腿、臀部)或捐赠者处获取。移植皮肤的获取过程需要小心谨慎,以确保皮肤片能够完整、有效地移植到受损部位。移植皮肤可能需要在处理过程中去除皮下脂肪和其他组织,以确保皮肤片的适宜性和存活率。在植皮手术中,医生将移植皮肤片精确地植入受损部位,使之与周围组织良好接合。植皮手术的成功与否取决于移植皮肤的质量、植入技术以及后续的伤口护理。植皮手术后,患者需要严格遵守医生指导的伤口护理措施,保持伤口清洁、干燥,并定期复诊检查。正确的伤口护理和恢复措施对于植皮手术后的愈合和效果至关重要(修复案例见图3-3)。

植皮手术的基本原理包括移植皮肤的来源、创面准备和处理、

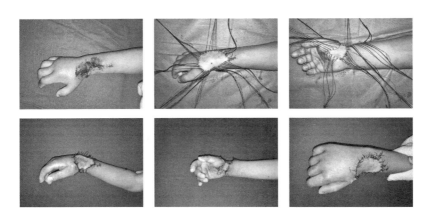

图 3 - 3　植皮手术修复上肢皮肤坏死

移植皮肤的获取和处理、移植皮肤的植入以及伤口愈合和恢复等环节。这些步骤的顺利进行和合理操作对于手术的成功和患者康复十分关键。

2. 植皮手术的不同类型

根据植皮材料的来源和处理方式，植皮手术可以分为多种类型，主要包括：

（1）自体植皮。将患者自身的健康皮肤组织移植到受损区域，减少排斥反应，促进愈合。

（2）异体植皮。使用供体的皮肤组织进行移植，常用于面积较大的皮肤缺损，但需要考虑排斥反应。

（3）合成皮肤。利用人工合成的皮肤材料进行移植，如人工真皮、生物材料等，具有较好的生物相容性和愈合效果。

3. 植皮手术的技术特点

（1）定制化治疗。植皮手术可以根据患者的具体情况和需求进行个性化治疗方案，提高治疗效果。

（2）微创技术。随着技术的不断进步，植皮手术越来越注重微创技术,减少手术创伤和并发症,加快患者康复。

（3）快速愈合。植皮手术能够促进受损区域的快速愈合,减少感染和并发症的发生,缩短康复时间。

（4）美学效果。植皮手术可以改善受损区域的外观,重建自然皮肤纹理和颜色,提升患者的外貌自信心。

4. 植皮手术的优势和局限性

1）优势

（1）提供有效的皮肤覆盖,促进愈合。

（2）改善受损区域的外观和功能。

（3）个性化治疗,减少排斥反应。

（4）快速愈合,缩短康复时间。

2）局限性

（1）可能出现排斥反应和移植失败。

（2）损伤面积较大时,需要多次手术和长期康复。

（3）成本较高,手术存在一定风险。

3.2.2　局部皮瓣

局部皮瓣是一种广泛应用于整形外科和创伤修复领域的重要手术技术,它通过移植身体局部的健康软组织来修复缺损或受伤部位,促进愈合和恢复功能（修复案例见图 3 - 4）。

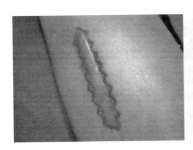
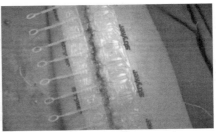

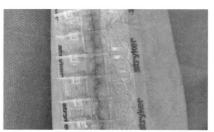

图 3-4　局部(任意)皮瓣精细修复瘢痕

1. 局部皮瓣的手术原理

局部皮瓣手术是通过移植邻近缺损区域的健康皮肤组织,保留皮肤下的血管和神经,使皮肤得以生长和再生,从而实现对受损区域的修复和覆盖。其主要原理如下:

在局部皮瓣手术中,首先需要确定受损区域和供体区域。受损区域是指需要修复的皮肤缺损部位,而供体区域是指身体其他部位的健康皮肤组织,通常位于受损区域附近。医生会根据受损区域的形状和大小,设计并划分出一个适当大小和形状的皮瓣。这个皮瓣包括皮肤和其下的一部分次表皮组织,以及相应的供血血管。接下来,医生会进行手术操作,将皮瓣从供体区域分离出来,同时保留皮瓣所依赖的血管的连接。这样可以确保皮瓣在植入受损区域后能够得到足够的血液供应,促进愈合和存活。一旦皮瓣准备就绪,医生会将其精确地植入受损区域上,并缝合固定。植入过程中要特别注意保持皮瓣与周围组织的血流通畅,以确保皮瓣的存活和愈合。植皮手术后,患者需要遵守医生的伤口护理指导,保持伤口清洁、干燥,并定期复诊检查。正确的伤口护理和恢复措施对于手术效果和患者康复很重要。

总的来说,局部皮瓣手术的原理是通过移植健康皮肤组织来修复局部皮肤缺损或创伤,确保皮瓣得到充分的血液供应并促进愈合。这种手术方法通常能够取得良好的修复效果,帮助患者重建受损区域的功能和外观。

2. 局部皮瓣的适应证

（1）创面较小：适用于较小的缺损，如手指、面部等部位的皮肤缺损。

（2）血供良好：局部皮瓣通常在血供充足的区域，能够提供良好的愈合环境。

（3）缺损位于皮肤松弛的区域：如面部、颈部等，容易获得足够的皮肤张力。

（4）需要重建的部位：例如手术后、外伤后、肿瘤切除后的局部缺损。

3. 局部皮瓣手术的步骤

（1）手术计划：根据患者的具体情况和需求制订手术方案，确定移植区域和手术方式。

（2）局部皮瓣取材：在邻近的健康皮肤区域取材，保留皮肤下的血管和神经。

（3）移植：将取材的皮瓣移植到受损区域，确保血管连接通畅，促进皮肤再生和愈合。

（4）伤口闭合：将移植好的皮瓣进行精细缝合，保持伤口干净和愈合。

4. 局部皮瓣手术的优势

（1）局部取材：避免了对全身的手术创伤，减少了手术风险和并发症的发生。

（2）良好的生存率：由于保留了血管和神经，局部皮瓣的存活率较高。

（3）外观自然：移植的局部皮瓣与周围组织相接近，外观更加自然。

（4）恢复快速：相比于其他皮瓣移植方式，局部皮瓣术后恢复较快,瘢痕较轻。

3.2.3 邻近皮瓣

1. 邻近皮瓣的手术原理

邻近皮瓣技术是一种采用邻近受损区域的健康皮肤组织进行修复的手术方法。其主要特点如下:

首先,医生会选择患者身体附近的健康皮肤作为供体组织。这样可以避免对远处供体区域进行手术取材,减少手术的难度和并发症的风险。根据受损区域的形状和大小,医生会设计并划分出一个符合需求的皮瓣,包括皮肤和其下的次表皮组织,以及相应的血管。在手术过程中,医生会进行精细的解剖工作,将皮瓣从供体区域分离出来,并保留皮瓣所依赖的血管。这样可以确保皮瓣在移植后能够获得足够的血液供应,有利于皮瓣的存活和愈合。一旦皮瓣准备就绪,医生会将其精确地植入受损区域上,并进行固定缝合。在植皮过程中,医生需要注意保持皮瓣与周围组织的血流通畅,以确保皮瓣的存活和成功愈合。患者术后需要按照医生的建议进行恰当的伤口护理和恢复措施。定期复诊检查、保持伤口清洁干燥等都是确保手术效果和患者康复的重要步骤。

通过以上步骤,邻近皮瓣手术可以有效地修复局部皮肤缺损或创伤,恢复受损区域的功能和外观。这种方法相对简单,手术风险较低,且具有较好的术后效果,因此在整形外科领域得到了广泛应用。

2. 邻近皮瓣的适应证

(1)较大缺损:适用于较大范围的缺损,无法通过局部皮瓣覆盖的情况。

(2)血供受限:邻近皮瓣可通过转移邻近的血供来改善愈合,适合血供相对较差的部位。

(3)需要覆盖的区域:例如在大面积烧伤或肿瘤切除后,需要大范围的皮肤重建。

（4）功能或美观要求：对于面部、手部等功能和美观要求较高的区域，邻近皮瓣能提供更好的修复效果。

3. 邻近皮瓣技术的手术步骤

（1）手术计划。根据患者的具体情况和需求，制订手术方案，确定移植区域和手术方式。

（2）皮瓣设计。设计移植皮瓣的形状和大小，确保覆盖受损区域并保留足够的血液供应。

（3）皮瓣提取。在邻近健康皮肤区域进行精细提取，保留皮肤下的血管和神经。

（4）移植。将提取好的皮瓣移植到受损区域，确保血管连接通畅，促进皮肤再生和愈合。

（5）伤口闭合。将移植好的皮瓣进行精细缝合，保持伤口干净和愈合。

4. 邻近皮瓣技术的优势

（1）减少移植距离。无须远距离移植，避免了对全身的手术创伤，减少了手术风险和并发症的发生（见图3-5）。

（2）良好的生存率。由于保留了血管和神经，邻近皮瓣的存活率较高。

（3）外观自然。移植的皮瓣与周围组织相接近，外观更加自然（见图3-6）。

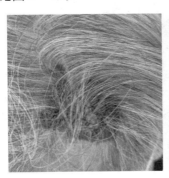
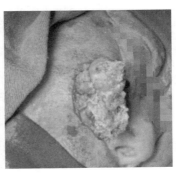

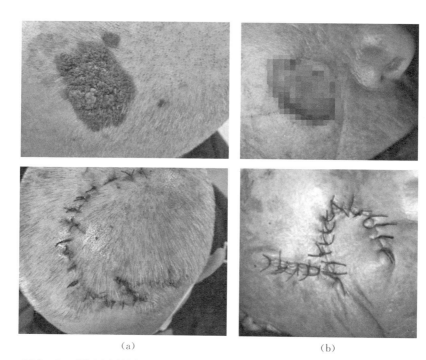

（a）　　　　　　　　　　　　　（b）

图 3-5　邻近皮瓣修复头皮肿瘤性缺损（a），邻近皮瓣修复颊部皮肤缺损（b）

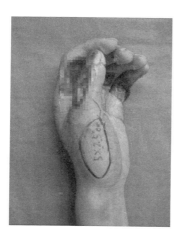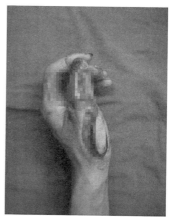

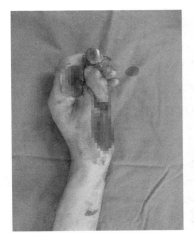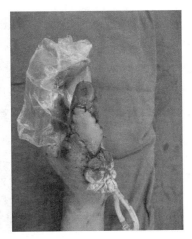

图3-6 邻近皮瓣修复手指外伤性缺损

（4）恢复快速。术后恢复较快，瘢痕较轻，有利于患者的生活质量和功能恢复。

3.2.4 游离皮瓣

1. 游离皮瓣的手术原理

游离皮瓣技术是一种通过完整的皮肤和皮下组织在保持其血液供应的情况下从供区切除，并在需要修复的部位植入的手术方法。其主要特点包括：

在游离皮瓣手术中，医生会选择身体其他部位的健康皮肤作为供体组织。这些皮肤组织通常与受损区域有一定距离，需要通过游离皮瓣的方式将其移植到需要修复的部位。根据受损区域的形状和大小，医生会设计并划分出一个符合需求的皮瓣，包括皮肤和其下的次表皮组织，以及相应的血管。在手术过程中，医生会进行游离皮瓣的取材，即将供体皮肤组织完全分离并解剖出来，保留皮瓣所依赖的血管。这样可以确保皮瓣在移植后能够获得足够的血液供应，有利于皮瓣的存活和愈合。一旦游离皮瓣取材完毕，医生会将其精确地植入受损区域上，并进行动静脉血管的吻合以及皮瓣的固定缝合。在植皮过程中，医生需要注意保持皮瓣与周围组织的血流通畅，以确保皮瓣的存活和成功愈合。患者术后需要按照医生的建议进行恰当的伤口护理和恢复措施。定期复诊检查、保持伤口清洁干燥等都是确保手术效果和患者康复的重要步骤。

通过以上步骤，游离皮瓣手术可以有效地修复局部皮肤缺损或创伤，恢复受损区域的功能和外观。相比较邻近皮瓣手术，游离皮瓣手术需要在供体区域和受体区域之间进行较远的移植，但同样具有良好的手术效果和术后恢复。如图3-7所示，采用游离股前外侧皮瓣分别修复下肢创面缺损（a）和因侵袭性纤维肉瘤切除后遗留的继发头皮创面缺损（b）。

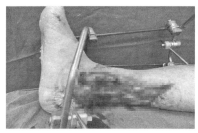
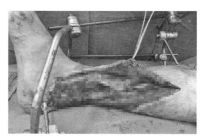
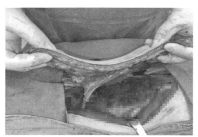
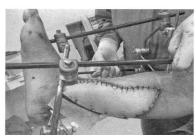

(a)

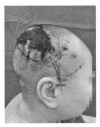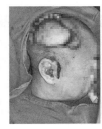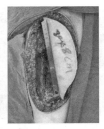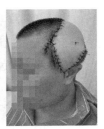

（b）

图 3-7　游离皮瓣修复组织缺损

2. 游离皮瓣技术的适应证

（1）创伤修复：如外伤、烧伤等导致皮肤大面积缺损的情况。

（2）肿瘤切除：在肿瘤切除手术后需要修复切除区域的皮肤缺损。

（3）先天性畸形：如先天性红斑痣、血管瘤等需要修复的情况。

（4）功能重建：如乳房再造术中需要重新塑造乳头、乳晕等情况。

（5）慢性溃疡：如糖尿病足溃疡等难以愈合的慢性溃疡情况。

3. 游离皮瓣技术的手术步骤

（1）供区设计：确定供区的位置和范围，设计游离皮瓣的形状和大小。

（2）皮瓣提取：在供区进行精细切割，保持皮瓣的完整性和血液供应，避免血管和神经的损伤。

（3）移植：将游离皮瓣植入接受区，确保皮瓣与接受区的血管相连接，促进皮肤再生和愈合。

（4）术中监测：术中监测皮瓣的血液循环情况，保证皮瓣的存活和愈合。

（5）伤口闭合：将移植好的皮瓣进行精细缝合，保持伤口干净和愈合。

4．游离皮瓣技术的优势

（1）独立供血：皮瓣具有自身的血液供应，可以在不同部位进行移植，覆盖范围更广。

（2）适用范围广泛：适用于各种复杂情况下的皮肤修复和再造手术。

（3）存活率高：由于血液供应相对独立，皮瓣的存活率较高，有利于移植组织的生长和愈合。

（4）功能恢复：可用于重建功能部位的皮肤和软组织，帮助患者恢复正常功能。

5．注意事项

在进行游离皮瓣手术时，需要注意以下事项。

（1）术前评估：患者需要接受全面的术前评估，包括供区和接受区的情况评估，确保手术顺利进行。

（2）术中监测：术中需要密切监测皮瓣的血液循环情况，及时处理血运障碍等并发症。

（3）术后护理：术后需要密切观察皮瓣的愈合情况，避免感染和其他并发症的发生。

（4）定期复查：术后需要定期复查，评估皮瓣的存活情况和功能恢复情况。

通过深入了解游离皮瓣技术，我们可以更好地认识其在皮肤修复和再造领域的重要性和价值，为患者提供更全面的医疗服务和护理，帮助他们重获健康和美丽。

3.2.5 头皮组织再植再造技术

1．头皮组织再植再造技术的原理和特点

头皮组织再植再造技术是一种在头部受损区域进行修复和再造的重要医疗技术。其技术特点主要包括血液供应丰富、弹性大、毛发资源和神经分布。这些特点使得该项技术在头部外伤、烧伤、手术切除等情况下具有重要的临床应用价值，为患者带来了新的治疗和修复选择。

头皮是人体血液供应最丰富的部位之一，拥有丰富的血管网络。这意味着在头皮组织再植再造手术中，再植的组织可以得到充足的血液供应，有利于再植组织的存活、生长和愈合。充足的血液供应也有助于减少术后并发症的发生，提高手术成功率。

头皮组织具有较大的弹性和延展性，这使得再植组织能够适应头部的各种形状和曲线，便于手术操作和修复。弹性大也意味着再植后的组织能够更好地与周围组织相容，减少术后不适感，并有助于恢复自然外观。

头皮是人体毛发最密集的区域之一，拥有丰富的毛囊资源。这意味着在头皮组织再植再造手术中，可以利用头皮上的毛囊资源，有利于再植后的毛发生长和恢复。对于需要进行毛发移植或修复的患者来说，这是一个重要的优势。

头皮区域的神经分布丰富，需要注意保护神经血管结构，避免感觉和功能障碍。再植过程中，需要特别小心地处理和保护周围的神经血管，以确保再植组织后的正常感觉和功能。

2. 头皮组织再植再造的手术步骤

（1）手术准备。在手术前，医生会进行全面的评估和检查，确定患者的具体情况和手术方案。同时，对手术区域和供体区域进行消毒和准备工作。急性头皮撕脱伤，撕脱头皮组织有可供吻合的动脉、静脉血管的条件下，应首选吻合动静脉的撕脱头皮再植，如图 3-8 所示。

（2）供体皮瓣的选择。医生会选择身体其他部位健康的皮肤作为供体组织。供体皮瓣的选择通常取决于皮肤颜色、质地和血液供应等因素。

（3）游离供体皮瓣的取材。医生会进行游离供体皮瓣的取

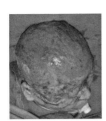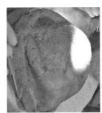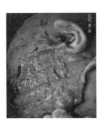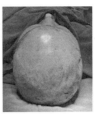

图3-8 头皮完全撕脱显微修复再植

材，即将供体皮肤组织完全分离并解剖出来，保留皮瓣所依赖的血管。这个过程需要非常小心和精确，以确保供体皮瓣的完整性和血液供应。

（4）头皮缺损区域的准备。在头皮缺损区域进行必要的准备工作，清除坏死组织，准备接受供体皮瓣的移植。

（5）供体皮瓣的移植。将游离供体皮瓣移植到头皮缺损区域上，并进行精细的缝合固定。在移植过程中，医生需要注意保持皮瓣与周围组织的血流通畅，促进皮瓣的存活和愈合。

（6）血管吻合及血流重建。在完成皮瓣的移植后，可能需要进行血管吻合手术，以确保供体皮瓣获得足够的血液供应。

（7）术后管理和恢复。患者术后需要接受密切监护和专业护理，包括伤口护理、药物治疗和定期复诊检查。术后恢复阶段至关重要，患者需要遵守医生的建议，注意伤口的护理和康复锻炼。

3.2.6 断指断肢再植技术

1. 断指断肢再植技术的原理和特点

断指或者断肢再植是一种复杂的外科手术，旨在将严重受伤的手指或肢体重新移植到身体上，以恢复功能和外观。

（1）冷缺血时间控制。冷缺血时间是指自断至再植开始的时间，决定了再植组织的存活率。在断指或者断肢再植手术中，医生需要尽快将受伤组织冷藏，并在尽可能短的时间内进行再植手术，以减少组织坏死，提高再植成功率。

（2）神经和血管重建。在手术中，医生需要精确地连接再植部位的神经和血管。神经的重建有助于恢复感觉功能，而血管的重建则能够确保再植组织获得足够的血液供应，促进组织生长和愈合。

（3）软组织修复。除了神经和血管的连接，医生还需要进行软组织的修复，这包括肌肉、皮肤等组织的缝合和重建，以使再植部位外观和功能得以恢复。

（4）功能恢复。通过再植手术，可以帮助患者恢复受伤部位的功能，包括运动功能和感觉功能。通常情况下，经过康复训练和定期复诊检查，患者可以逐渐恢复正常的生活和工作能力。

（5）综合治疗。断指或者断肢再植手术需要整合多学科的专业知识和技术，包括整形外科、神经外科、麻醉科等，以确保手术的成功和患者术后的全面护理。

总的来说，断指断肢再植手术是通过精细的解剖学操作和精湛的外科技术，将受伤的组织重新连接并恢复功能，从而帮助患者重获健康和生活质量。这种手术需要医生具备高度专业化的技能和经验，同时也需要患者积极配合术后康复，以取得最佳的治疗效果。

2. 断指断肢再植的手术步骤

（1）冷藏受伤组织。当发生断指或者断肢的情况时，首先需要将受伤组织冷藏保存，以延长其存活时间。冷藏可以减少组织的新陈代谢活动，降低细胞死亡率。

（2）手术准备。医生会对患者进行全面评估，包括检查再植部位的血管、神经和软组织情况。同时，医生也会评估受伤部位的适宜程度，确定是否适合再植手术。

（3）再植手术。在手术中，医生会进行以下步骤。

a. 切除坏死组织。首先需要清除受伤部位的坏死组织，为再植做准备。

b. 血管连接。医生会逐一连接再植部位的动脉和静脉，以确保再植组织能够获得足够的血液供应。

c. 神经连接。精细连接再植部位的神经，以恢复感觉功能。

d. 软组织修复。医生会缝合再植部位的皮肤、肌肉等软组织，以重建外观和功能。

e. 固定与包扎。完成连接后，再植部位可能需要固定支架或外固定器，并进行包扎处理。

（4）术后护理。手术完成后，患者需要接受密切监测和护理。医生会关注再植部位的血液循环情况，防止并发症的发生。患者还需要进行康复训练和定期复诊，以促进再植组织的愈合和功能恢复。

（5）康复阶段。患者在术后需要进行康复锻炼和物理治疗，帮助再植部位恢复功能和力量。定期复诊检查也是必不可少的，以监测再植部位的情况并调整治疗方案。

以上是一般断指断肢再植手术的主要步骤，具体操作会根据患者的具体情况和受伤部位的不同而有所调整。这种手术需要高度专业化的医疗团队和设备支持，以确保手术的成功和患者的康复（见图 3-9）。

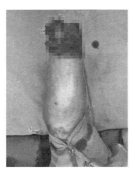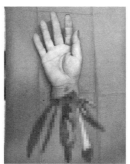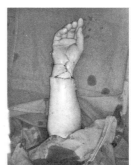

（a）

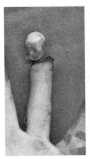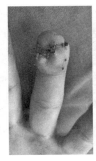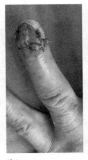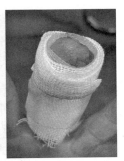

（b）

图 3-9　断手再植（a）与断指（末节）再植（b）

3.3　非手术治疗方法

3.3.1　各种非手术治疗组织缺损的方式

非手术治疗组织缺损在医学领域中同样具有重要的意义，它为患者提供了更加温和、低风险的治疗选择，有助于加速患病过程、减轻患者的痛苦，并在一定程度上减少了医疗资源的消耗。

传统的手术治疗虽然在某些情况下是必不可少的，但手术本身也存在一定的风险，如手术并发症、感染等。非手术治疗方法通常更为温和，避免了手术创口和麻醉等对身体的影响，从而降低了治疗过程中的风险，特别适合一些不能承受手术风险的患者。

非手术治疗方法可以通过各种技术手段，如物理治疗、药物治疗等，促进组织的修复和愈合过程。例如，局部高压氧疗法可以改善组织缺氧状态，促进血管新生和伤口愈合；超声波治疗可以刺激细胞代谢，促进创面愈合。这些非手术治疗方法在提高治疗效果的同时，也减少了手术对患者身体的侵入性，更加人性化。

非手术治疗方法通常具有较快的康复速度和较少的不良反

应,有助于减轻患者的痛苦和不适感,提高患者的生活质量。与传统手术相比,非手术治疗通常可以减少恢复期,使患者更快地返回正常的生活和工作状态。

随着医疗技术的不断发展,非手术治疗方法在很多情况下已经可以替代传统手术,有效节约了医疗资源的使用。非手术治疗通常需要较少的医疗设备和人力投入,减少了医疗系统的负担,有助于提高医疗资源的利用效率。

综上所述,非手术治疗组织缺损在现代医学中扮演着重要角色,它不仅降低了治疗风险、促进了组织修复和愈合,还改善了患者的生活质量,节约了医疗资源。未来随着医学技术的不断进步和创新,相信非手术治疗方法将在更多领域展现更广泛的应用前景,造福更多患者。下面将分别介绍各类非手术治疗组织缺损的方式。

1. 清创和换药

清创和换药是非手术治疗组织缺损的重要方法,特别适用于创面感染控制、促进伤口愈合和组织修复。

1）清创

（1）目的。清除创面上的坏死组织、分泌物和细菌,净化创面,为伤口愈合提供良好的环境。

（2）应用。清创通常通过物理清洁、局部冲洗、溶解坏死组织的药物或脱敏剂等方式进行。这有助于减少创面感染的风险,促进创面愈合。

2）换药

（1）目的。保持创面的清洁和湿润环境,加速伤口愈合,防止感染并促进新生组织的形成。

（2）应用。换药一般包括选择合适的敷料、药物或药膏来覆盖创面,定期更换以确保创面清洁,并根据创面情况选择携带生长因子或抗生素的敷料来促进愈合。

在非手术治疗组织缺损中,清创和换药是基础而重要的治疗手段。它们可以有效控制创面感染、促进伤口愈合,同时也能减少并发症的发生。在医疗实践中,需要根据患者的具体情况和创面特点制订个性化的清创和换药方案,以达到最佳的治疗效果。同时,患者需要密切配合医疗团队的治疗计划,定期复诊检查,以确保伤口愈合顺利并预防并发症的发生。

2. 负压伤口治疗技术

负压伤口治疗技术(negative pressure wound therapy,NPWT),又称为封闭负压引流技术,在非手术治疗组织缺损中起着重要作用,特别适用于慢性创面、大面积创面或有感染风险的伤口。

1)应用

(1)创面清洁。NPWT可以通过负压作用将分泌物和坏死组织从创面吸出,保持创面清洁。

(2)促进愈合。负压刺激血管生成和新生组织形成,促进创面愈合。

(3)减少感染。NPWT可以减少创面感染的风险,提高创面愈合成功率。

(4)减少水肿。负压可以减少创面周围的水肿,改善局部组织供血情况。

2)优势

(1)有效性。NPWT能够有效清洁创面、促进愈合,对于较难治愈的创面效果显著。

(2)安全性。该技术操作简单,并且相对安全,能够减少并发症的发生。

(3)舒适性。患者在进行NPWT时通常不会感到明显的疼痛,提高了治疗的舒适性。

（4）节约医疗资源。NPWT 可以缩短治疗时间，减少医疗资源的使用。

总的来说，NPWT 在非手术治疗组织缺损中具有重要的应用意义。医疗机构在选择治疗方案时，可以考虑结合 NPWT 技术，以提高创面愈合的成功率，减少感染风险，并改善患者的治疗体验。但需要注意的是，在使用 NPWT 技术时，医护人员需要掌握正确的操作方法，监测患者的反应，并根据患者的具体情况调整治疗方案，以确保治疗效果最大化（见图 3 - 10）。

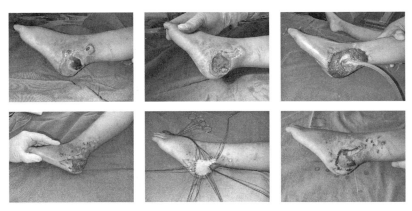

图 3 - 10　NPWT 技术促进肉芽生长覆盖骨外露（通过二期植皮修复缺损）

3. 药物治疗

药物治疗在非手术治疗组织缺损中扮演着重要的角色，可以通过局部或全身药物应用来促进伤口愈合、控制感染和改善组织修复。

1）局部药物治疗

（1）抗生素药膏/药水：用于控制创面感染，防止感染扩散。

（2）生长因子：可促进新生组织生长和创面愈合。

（3）抗炎药物：有助于减轻创面周围的炎症反应，促进愈合。

（4）愈合促进剂：如胶原蛋白、透明质酸等，可帮助刺激伤口愈合。

2）全身药物治疗

（1）抗生素：对于严重感染的患者，可能需要口服或静脉注射抗生素来控制感染。

（2）抗炎药物：例如非甾体抗炎药，可减轻疼痛和炎症反应。

（3）营养补充剂：补充维生素、蛋白质等有助于促进伤口愈合和组织修复。

药物治疗在非手术治疗组织缺损中的应用需要根据患者的具体情况和创面特点来制订个性化的治疗方案。医疗专业人员需要充分评估患者的情况，选择合适的药物及给药途径，并定期监测疗效、调整治疗方案以达到最佳的治疗效果。

总的来说，药物治疗是非手术治疗组织缺损中的重要组成部分，可以有效地控制感染、促进愈合和改善患者的治疗效果。在药物治疗过程中，需要密切关注患者的反应和治疗效果，确保药物治疗的安全性和有效性。

4. 创面敷料

创面敷料在非手术治疗组织缺损中扮演着重要角色，它可以保护创面、促进愈合、控制感染并提供局部环境，有利于组织修复。

1）应用方式

（1）吸收分泌物。创面敷料能够吸收伤口分泌物，保持创面清洁干燥。

（2）保护创面。敷料能够提供保护性覆盖，防止外界污染和创面受到摩擦。

（3）促进愈合。一些特殊类型的敷料能够促进伤口愈合，如含有生长因子或胶原蛋白的敷料。

（4）控制感染。抗菌敷料可以帮助控制创面感染。

2）常见类型

（1）敷料片：包括吸水性敷料、透明敷料等，用于一般伤口的覆盖和保护。

（2）含药敷料：含有抗菌药物或其他促进愈合的药物成分，用于控制感染或促进愈合。

（3）复合敷料：结合多种功能于一体，如含抗菌成分、吸水性材料和生长因子等。

创面敷料的选择应当根据伤口的类型、大小、深度、分泌物量以及患者的具体情况而定。医疗专业人员需要根据以上因素制订个性化的敷料方案，并在治疗过程中定期评估敷料的效果，及时调整治疗方案以达到最佳的治疗效果（见图 3 - 11）。

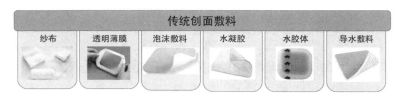

图 3 - 11　传统伤口敷料的不同类型①

总的来说，创面敷料在非手术治疗组织缺损中发挥着重要作用，有助于创面愈合、减少感染风险并提供保护。在使用敷料时，需要密切关注患者的反应和敷料的效果，确保敷料的安全性和有效性。

3.3.2　辅助治疗

当我们谈论治疗组织缺损时，传统的手术治疗往往首先被提

---

① 图片来源：Laurano R, Boffito M, Ciardelli G, et al. Wound dressing products: A translational investigation from the bench to the market ［J］. Engineered Regeneration, 2022.3(2):182 - 200.

及。然而，辅助治疗在治疗组织缺损中同样起到重要作用，它们能够为患者带来更全面、更有效的康复与治疗。

物理治疗作为一种辅助治疗手段，在治疗组织缺损中发挥着重要作用。物理治疗包括按摩、热敷、冷敷、电疗等多种技术，通过刺激局部组织、促进血液循环、缓解肌肉疼痛等方式，有助于促进组织修复和康复。此外，物理治疗还可以改善患者的生活质量，减轻疼痛感，提高运动功能，是治疗组织缺损中不可或缺的一部分。

康复训练是治疗组织缺损的重要环节，它通过一系列的运动训练、功能恢复训练等手段，帮助患者逐步恢复受损组织的功能和活动能力。康复训练可以提高患者的肌肉力量、平衡能力、关节灵活性等，促进受损组织的再生与修复，同时也有助于预防并发症的发生，加快康复进程。

在治疗组织缺损过程中，药物治疗可以起到辅助促进组织修复的作用。例如，一些局部使用的药物可以促进伤口愈合，减轻炎症反应；另外，一些口服的药物可以通过调节免疫功能、抗炎、镇痛等方式，起到促进康复的作用。因此，药物治疗在治疗组织缺损中有着不可替代的地位。

除了生理层面的治疗，心理支持也是治疗组织缺损中极为重要的一环。患者在面对组织缺损时，常常伴随着焦虑、抑郁等心理问题，这会影响他们的治疗效果和生活质量。因此，提供良好的心理支持，包括心理咨询、心理疏导、心理治疗等，对于患者的康复十分重要。

综上所述，辅助治疗在治疗组织缺损中具有十分重要的意义。物理治疗、康复训练、药物治疗和心理支持等手段，可以为患者提供全方位的帮助，促进组织的修复和康复。在临床实践中，医生通常会根据患者的具体情况，结合多种辅助治疗手段，制订个性化的治疗方案，以达到最佳的治疗效果。下面将介绍物理辅助治疗在治疗组织缺损中的应用和意义。

1. 局部高压氧疗

局部高压氧疗在非手术治疗组织缺损中有一定的应用，主要通过提供高浓度纯氧来改善组织缺氧状态，促进创面愈合和修复。

（1）促进血管新生。高压氧环境可以促进血管内皮细胞增殖和血管生成，提高局部血液循环，促进新血管形成，有助于改善组织缺氧状态。

（2）抗菌作用。高压氧环境对某些细菌有杀灭作用，可以减少感染风险，有助于控制创面感染。

（3）减轻炎症反应。高压氧疗法可以减轻炎症反应，促进组织修复，并有助于缓解组织水肿、疼痛等症状。

（4）促进伤口愈合。高压氧环境下，纯氧的供应可以促进细胞代谢、蛋白质合成和胶原沉积，加速伤口愈合过程。

尽管局部高压氧疗在一些情况下可以带来好处，但在实际应用中需要谨慎考虑患者的具体情况和治疗指征。同时，高压氧疗法可能存在一定的风险和适应证限制，如氧中毒、肺气栓等并发症，因此需要由专业医疗人员进行评估和监测。

在使用局部高压氧疗时，建议密切关注患者的反应和治疗效果，确保治疗的安全性和有效性。同时，结合其他治疗方式（如药物治疗、创面敷料等）进行综合治疗，以达到最佳的治疗效果。

2. 超声波

超声波在非手术治疗组织缺损中有多种应用，主要包括促进愈合、改善创面状况、促进药物吸收等。以下是超声波在非手术治疗组织缺损中的一些常见应用方式。

（1）促进伤口愈合。超声波通过产生微振动作用于组织，可以刺激细胞代谢和增强血液循环，从而促进伤口愈合和组织修复。

（2）溶解坏死组织。超声波能够通过机械作用和热效应，有助于溶解坏死组织和分解炎症物质，清洁创面并促进新生组织生长。

（3）增加药物渗透性。超声波可以促进局部组织对药物的吸收和渗透，提高局部治疗药物的有效性。

（4）减轻疼痛和炎症。超声波能够产生微震荡和热效应，有助于减轻组织疼痛和炎症反应。

（5）清创和促进创面愈合。超声波能够帮助清洁创面，清除分泌物和异物，同时促进组织再生和愈合。

超声波治疗通常由专业医疗人员进行操作，根据患者的具体情况和创面特点制订个性化的治疗方案。在治疗过程中，需要密切关注患者的反应和治疗效果，及时调整治疗方案以达到最佳的治疗效果。

总的来说，超声波在非手术治疗组织缺损中具有多种应用方式，可以帮助促进愈合、清洁创面、减轻疼痛和炎症等，但在使用超声波治疗时需要谨慎考虑患者的具体情况，并由专业医疗人员进行监测和操作。

3. 红外线热疗

红外线热疗是一种常见的物理治疗方法，通过向患处施加红外线辐射来产生热效应，从而达到治疗的目的。

（1）促进血液循环。

红外线热疗可以通过加热作用扩张血管，促进血液循环，增加局部血液供应，从而加速患处的新陈代谢和废物的清除。这对于组织修复和愈合非常有益，特别是在缺损部位血液供应不足或者缓慢的情况下。

（2）缓解疼痛和肌肉紧张。

红外线热疗可以通过温热效应缓解患者的疼痛感受，减轻肌肉的紧张和痉挛，提高组织的柔韧性和舒适度。这对于一些患者在康复过程中恢复正常功能和活动起到了积极的作用。

（3）促进组织修复和愈合。

红外线热疗还可以刺激细胞的代谢活动，加速组织的修复和愈合过程。它可以促进胶原蛋白的合成，增加组织的弹性和张力，有助于加快伤口愈合速度，减少瘢痕形成，提高治疗效果。

（4）提高免疫功能。

红外线热疗还可以增强机体的免疫功能，提高抗病能力，有助于预防感染和其他并发症的发生。这对于组织缺损的治疗和康复过程都非常重要。

总的来说，红外线热疗作为一种非侵入性、安全有效的治疗手段，在非手术治疗组织缺损中具有广泛的应用前景。它通过促进血液循环、缓解疼痛、促进组织修复和提高免疫功能等多种方式，为患者提供了一种温和而有效的治疗选择。

4. 点阵激光

点阵激光是一种新型的激光治疗技术，在非手术治疗组织缺损中具有广泛的应用前景。

（1）促进组织再生和修复。

点阵激光可以通过照射激光光束形成微小的孔洞或点阵，刺激皮肤细胞的代谢活力，促进胶原蛋白和弹性纤维的生成，从而加速组织再生和修复过程。这对于治疗创伤、烧伤、溃疡等组织缺损具有显著的效果。

（2）减轻炎症和促进愈合。

点阵激光可以通过温热效应减轻病变组织的炎症反应，促进血液循环，提高局部氧供应，加速伤口愈合。同时，它还可以减少瘢痕组织的形成，改善组织的整体质地和外观。

（3）疼痛管理。

点阵激光可以通过调节神经末梢的兴奋性，降低神经传导速度,减少疼痛感受,从而实现疼痛的缓解和管理。这对于一些疼痛症状较为明显的组织缺损患者具有重要的临床意义。

（4）皮肤美容和整形。

除了治疗功能外,点阵激光还广泛应用于皮肤美容和整形领域。它可以改善皮肤的弹性、紧致度和光泽度,减少皱纹和色斑,使皮肤更加年轻和健康。

综上所述,点阵激光作为一种先进的非手术治疗技术,在组织缺损治疗中展现出了诸多优势。它可以促进组织再生和修复、减轻炎症、管理疼痛,同时在皮肤美容和整形方面也有广泛应用。

5. 按摩和局部体液循环的促进

按摩和促进局部体液循环在非手术治疗组织缺损中有着重要的应用价值。以下是它们在治疗组织缺损中的作用与应用。

（1）促进血液循环。

按摩可以通过刺激皮肤和肌肉,增加局部的血液循环,改善血液氧合情况,加速新陈代谢,有助于营养物质的输送和废物的清除。这对于组织缺损的修复和愈合十分关键,特别是在血液供应不足或受限的部位。

（2）缓解肌肉紧张和疼痛。

按摩可以放松紧张的肌肉,缓解疼痛和不适感。对于一些由于组织损伤导致的肌肉痉挛、僵硬等情况,适当的按摩可以有效减轻症状,提高患者的舒适度和生活质量。

（3）促进组织修复和再生。

通过按摩可以促进组织的再生和修复过程。适当的按摩可以刺激细胞的活力,促进胶原蛋白的合成,加速伤口愈合,减少瘢痕形成,有助于恢复受损组织的功能和结构。

（4）提高免疫功能。

适当的按摩还可以提高机体的免疫功能,增强抵抗力,有助于预防感染等并发症的发生。这对于组织缺损的治疗和康复过程都是非常重要的。

总的来说，按摩和促进局部体液循环在非手术治疗组织缺损中扮演着重要的角色。它们可以通过促进血液循环、缓解疼痛、促进组织修复和提高免疫功能等方式，为患者提供一种安全、自然且有效的治疗选择。在临床实践中，医生会根据患者的具体情况和需要，结合其他治疗手段，制订个性化的治疗方案，以达到最佳的治疗效果。

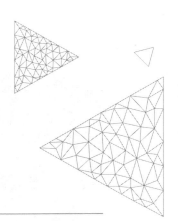

4 组织缺损修复与再生的
未来发展

4.1 干细胞疗法

4.1.1 干细胞

干细胞拥有建造或修复人体任何部分的能力。它们就像自然界的魔法师，能够根据需要变成心脏细胞、大脑细胞，以及皮肤、肌肉、骨骼细胞……它们的存在让科学家们兴奋不已，因为这意味着未来有可能用它们来治疗许多疾病和损伤。

1. 干细胞的发现之旅

干细胞的发现是一场奇迹和探险之旅，见证了人类对于生命奥秘的不懈追求。从 19 世纪末的初步猜想，到 21 世纪的惊人突破，干细胞从科学的边缘地带逐步站在了舞台中央。

1908 年，有位研究血液的俄罗斯科学家 Alexander A. Maximow，

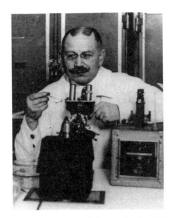

图 4 - 1 19 世纪 20 年代，俄罗斯科学家 Alexander A. Maximow 用显微镜观察血细胞[1]

在显微镜下观察血细胞的时候（见图 4 - 1），萌发了一个大胆的想法：所有的血细胞可能都源自一种神秘的原始细胞。有意思的是，他当时并不知道自己的想法意味着干细胞概念的诞生，也不知道自己打开了一个全新的科学领域。

直到 20 世纪 60 年代，他的想法才有了科学根据。加拿大科学家 James Till 和 Ernest McCulloch 首次通过小鼠实验发现，在骨髓深处存在一种特殊的细胞——造血干细胞（hematopoietic stem cells，HSCs），如图 4 - 2 所示，这些"小家伙"负责制造血液中的所有细胞，包括红细胞、白细胞和血小板。这是人类历史上首次识别和证实干细胞存在的实例，不仅加深了人们对血液系统的理解，还为后来的干细胞疗法和骨髓移植奠定了基础。这两位科学家后来被誉为"干细胞研究的先驱"，被印在了加拿大的邮票上（见图 4 - 3）。

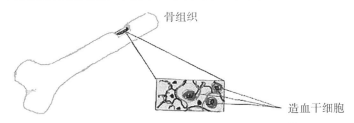

骨组织

造血干细胞

图 4 - 2 从骨髓中获取造血干细胞的模式图[2]

---

① 图片来源：Konstantinov I E. In search of Alexander A. Maximow: The man behind the unitarian theory of hematopoiesis [J]. Perspect Biol Med, 2000 winter, 43(2): 269 - 276.

② 图片源自：flickr 网站提供的无版权限制图片。

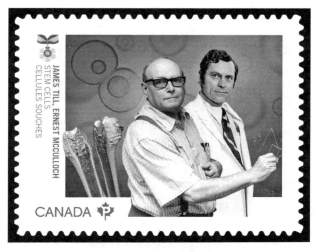

图4-3 "干细胞研究的先驱"——James Till 和 Ernest McCulloch[①]

到了 1981 年，Martin Evans 和 Matthew Kaufman 在实验室里创造了奇迹，首次从小鼠胚胎中分离出了神奇的胚胎干细胞（ESCs）。如图 4-4 所示，所有已知的体内和体外分化关系以及通过肿瘤衍生胚胎干细胞的关系都用箭头（a-h）表示。缺失环节是直接从胚胎衍生的培养干细胞（h）。这种全能的干细胞，能够分化成身体任何部位的细胞。这一发现开启了对生命之初细胞分化、组织发育的研究大门，为未来的医疗奇迹奠定了路基。

2006 年，干细胞研究又有了新的突破。日本科学家山中伸弥团队发明了新方法，将普通的成体细胞重新"编程"，变回干细胞——诱导多能干细胞（induced pluripotent stem cells，iPSCs）（见图 4-5）。这一开创性的成果，不仅绕开了使用胚胎干细胞的伦理争议，还大大扩展了干细胞的研究和应用范围，为研究疾病、

① David P S，Robert A K. James Till and Ernest McCulloch: Hematopoietic stem cell discoverers [J]. Mayo Clin Proc，2021，96（3）：830-831.

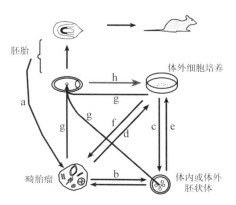

图4-4　小鼠胚胎干细胞[1]

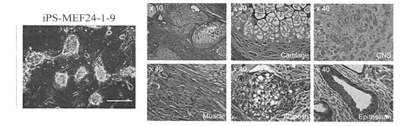

图4-5　诱导多能干细胞(iPSCs)成功分化为皮肤、肌肉、软骨、神经、脂肪
　　　　等各种组织[2]

测试药物和开发新的治疗方法提供了新的工具。

2. 拥有超能力，才是干细胞

拥有"多向分化"和"自我更新"两项超能力的细胞，才能称为
干细胞。这样的干细胞，就像宇宙中的星辰，既神秘又充满可

① 图片来源：Evans M J, Kaufman M H. Establishment in culture of pluripotential cells from mouse embryos [J]. Nature, 1981, 292(5819):154-156.
② 图片来源：Takahashi, K, Yamanaka, S. Induction of pluripotent stem cells from mouse embryonic and adult fibroblast cultures by defined factors [J]. Cell, 2006, 126(4):663-676.

能性。

一方面,干细胞好比自然界中的超级变形金刚,在适当的环境条件下,能展现"变幻无穷"的潜力,变身成人体内各种类型的细胞——心脏细胞、大脑神经细胞、皮肤或肌肉细胞……所以它也称为"全能"或"多能"细胞。有了这样的超能力,干细胞才可能发挥维持生命、修复损伤和再生组织的关键作用。

我们的血液需要不断生产新的血细胞来更新和维护;我们的皮肤和肠道也需要修复损伤和更替老化的细胞……这些都离不开干细胞。想象一下,如果你的身体是一座城市,那么干细胞就像不断生产新建材的加工厂,既能用来修补老旧的建筑,又能用于建造全新的建筑。

另一方面,干细胞又像魔法庄园地下的不老泉,具有"自我更新"的能力。也就是说,它可以一次又一次地复制自己,分裂出全新的干细胞。

干细胞分裂有两种方式:一种是无差别复制,新生的干细胞与它们的"爸爸妈妈"一模一样,既能保持自己的"干细胞"身份,也能在未来变成其他类型的细胞;另一种是差异化复制,分裂成一个保持原来干细胞特性的干细胞和一个准备变成其他类型细胞的前体细胞,以保证既有足够数量的干细胞维持生产线,又能生产各种类型的细胞来满足身体各部的需求。这与"工厂有时出品两块一模一样的建材,有时则是一块原材料和一块半成品"的状况差不多。

当然,干细胞的超能力受到多种因素的调节和控制,例如生存环境、体内信号等。对此,科学家们一直在孜孜不倦地研究,希望能够早日揭秘,以便帮助我们利用干细胞治疗疾病。一旦成功,我们就好像掌握了一种魔法,能够修复身体的损伤,甚至治愈原来无法治愈的疾病。

3．干细胞在人体中扮演的重要角色

（1）人体建筑师。在胚胎期，干细胞就开始忙碌地工作。在生物体的早期发育阶段，它们忙着变身成各种细胞，形成不同的组织和器官，构建起人体的各个部分。

（2）人体修复专家。当机体受损时，干细胞就会响应损伤信号，赶到受损部位，变成所需的细胞类型，替换受损或死亡的细胞，以修复伤口或受损的组织。

（3）健康守护者。干细胞不断更新和替换老化或损坏的细胞，以维持组织的正常功能和稳态，保持身体的健康和稳定。

4．干细胞家族的三大金刚

（1）胚胎干细胞（embryo stem cells，ESCs）。ESCs来源于生命的初始阶段，拥有一项惊人的技能——变成身体内任何类型的细胞。想象一下，从一个小小的细胞开始，它们可以成长为心跳、思考、甚至是笑容背后的细胞，这可不就是"全能"嘛！这种全能特性使得胚胎干细胞成为研究发育生物学、遗传病和再生医学的宝贵资源。然而，由于在获取过程中难免对胚胎造成破坏，胚胎干细胞的使用一直存在争议。

（2）成体干细胞（adult stem cells，ASCs）。ASCs存在于成熟组织中，通常只能定向分化为特定类型的细胞。它们是隐藏在身体各个角落的守护者，虽然变身能力不如胚胎干细胞，却是维持和修复所在组织的专家，负责修复损伤，维持组织的正常运作。按照分化能力，又有"单能"和"多能"之分。前者如皮肤干细胞只能分化为皮肤细胞，后者如造血干细胞，可以分化成各种类型的血细胞，但不能分化成非血细胞。由于不涉及伦理争议，成体干细胞的潜在应用价值备受关注。

（3）诱导多能干细胞（iPSCs）。iPSCs是变身高手。它们的魔力并非由造物主恩赐，而是由科学家赋予，可以通过"重新编程"，

让普通细胞"返老还童"，拥有与胚胎干细胞一样的全能魔力。回归"初始设置"的这些细胞，就像获得了新生的机会，焕发出无限的可能性。这种干细胞具有与胚胎干细胞类似的全能特性，而没有使用胚胎干细胞的伦理争议，为疾病的治疗和研究开辟了新天地。

4.1.2　干细胞疗法在组织缺损修复中的应用

1. 干细胞的超能力

想象一下，如果人体是一个不断成长和自我修复的智能建筑，那么干细胞就是它自带的修理工。它们拥有两项核心技能：既能复制出无数的自己，又能变身为身体需要的任何细胞。这两项能力叠加，使得干细胞成为人体对抗疾病和伤害的最佳秘密武器。

当人体受损时，干细胞们就会出动"工程队"，并自带备用零件库——变成需要的细胞类型，替换损伤的细胞，帮助修复。无论是遭遇"内部塌方"——例如心脏病、血液疾病，还是遭遇"外部灾害"——例如烧伤、创伤，这样的能力都显得尤为重要。只要干细胞能有效运作，就能确保人体能够继续顺利运转。

2. 干细胞中的超级英雄

在众多干细胞中，以下干细胞在修复方面特别"能打"，是实实在在的超级英雄：

（1）骨髓来源的造血干细胞。作为血细胞的制造者，它们能帮助治疗血液系统的疾病（如白血病）和某些类型的癌症。对于这类疾病，造血干细胞移植已经成为治疗的常规方法。

（2）皮肤干细胞。皮肤干细胞构成身体的保护层。当皮肤受到损伤，它们就组成紧急修复小组，迅速就位。研究人员正尝试利用皮肤来源的干细胞，治疗严重烧伤和其他皮肤损伤，促进皮肤的自然再生。

（3）心脏干细胞。尽管研究还在初步阶段，科学家们一直认为它们有望用于修复因心脏病受损的心肌组织，让心脏恢复强健。

（4）骨骼和软组织的干细胞。这些干细胞，特别是间充质干细胞，能在骨折和软组织损伤时发挥作用，帮助骨骼和肌肉恢复强壮。科学家们已经尝试研究将它们用于治疗骨折、软骨损伤和其他骨骼系统的缺损。

3. 干细胞疗法在创面缺损修复中的应用

在处理烧伤、创伤等导致的创面缺损方面，干细胞疗法展现出巨大的潜力。研究发现，从患者自身或者供体获取的干细胞，能够有效促进创面皮肤的再生。

近年来，科学家和医生合作，利用干细胞的超能力来帮助治疗创面缺损，已经取得了一些令人振奋的进展。典型的做法是，从患者自体组织（例如脂肪）中提取干细胞，然后将这些干细胞移植到伤口处（见图4-6）。这不但能让伤口更快愈合，而且愈合后的皮肤更加健康，外观和功能都接近正常。

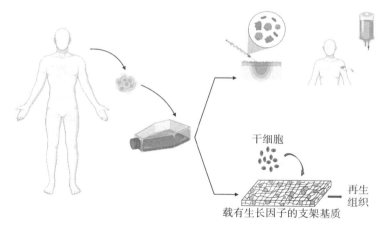

干细胞

再生组织

载有生长因子的支架基质

图4-6　人体干细胞的应用①

① 图片来源：Najath A K, Ayesha A, Marc G J. Stem cell therapy for burns: Story so Far [J]. Biologics. Biologics, 2021, 31(15):379-397.

　　之所以能有这样令人惊喜的恢复成果，是因为干细胞们发挥了多重功力：

　　（1）随机变形。干细胞可以变成皮肤需要的任何类型的细胞，例如表皮细胞和真皮成纤维细胞，直接参与受损组织的修复和重建过程。

　　（2）分泌"魔法药水"。干细胞分泌的生长因子和细胞因子，能够释放生物信号，刺激新血管的形成，促进受损组织的再生，调节炎性反应，为修复创造理想的外部环境，帮助加速伤口的愈合。

　　（3）调节机体防御。干细胞还能调节免疫系统，避免伤口处的过度反应，从而保护正在修复中的组织。

　　（4）形成支架，引导细胞成长。干细胞有时还能提供支架，帮助新细胞在伤口处生长和新生组织重建。

　　目前已经有了一些成功的干细胞修复应用实例，下面简要介绍。

　　（1）严重烧伤的救星。有人不幸遭遇了严重的烧伤，利用干细胞技术，通过培养患者自己的皮肤细胞，在实验室里长出新的皮肤，然后回植到患者身上，帮助伤口愈合（见图4-7）。这像不像在变魔术？据报道，还可以从脂肪里提取出干细胞，治疗严重的烧伤创面。这不仅能加快伤口的愈合速度，还能显著提高愈合后皮肤的质量。

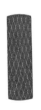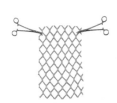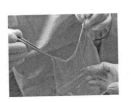

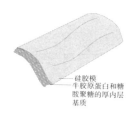
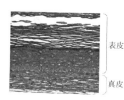
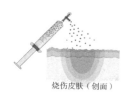

硅胶模
牛胶原蛋白和糖胺聚糖的厚内层基质

表皮
真皮

烧伤皮肤（创面）

图4-7　干细胞生成皮肤治疗烧伤创面①

（2）慢性溃疡的克星。治疗那些难以愈合的慢性溃疡，可以直接把干细胞喷洒在创面上，也可以使用浸有干细胞的特殊敷料，辅助这些"顽固"的伤口愈合（见图4-8）。

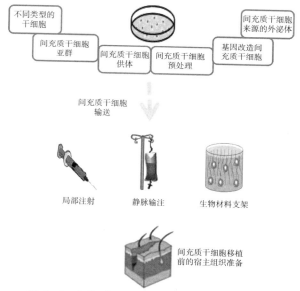

不同类型的干细胞

间充质干细胞来源的外泌体

间充质干细胞亚群

间充质干细胞供体

间充质干细胞预处理

基因改造间充质干细胞

间充质干细胞输送

局部注射　静脉输注　生物材料支架

间充质干细胞移植前的宿主组织准备

图4-8　干细胞促进创面愈合的治疗模式图②

① 图片来源：Najath A K, Ayesha A, Marc G J. Stem cell therapy for burns: Story so Far [J]. Biologics. Biologics, 2021, 31(15):379 – 397.

② 图片来源：Zhao Y, Wang M, Liang F, Li J. Recent strategies for enhancing the therapeutic efficacy of stem cells in wound healing [J]. Stem Cell Res Ther, 12, Article number: 588.

（3）生物活性敷料。科学家们研发了一种融入干细胞生物技术的特殊敷料，不仅能保护伤口，还能释放干细胞，加速皮肤的自我修复。

图4-9所示为一典型病例。一位名叫乔治的男子，在一次事故中遭遇严重烧伤。由于采用传统的治疗方法难以取皮覆盖如此大的受伤面积，医生决定使用含有干细胞的皮肤喷雾技术。这些干细胞在受损的皮肤上直接生长，形成了新的健康皮肤。几周后，乔治的伤口开始愈合，恢复之后，几乎看不出烧伤的痕迹。

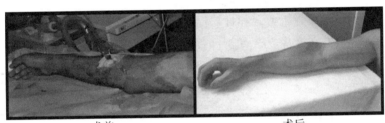

术前　　　　　　　　　　　　术后

图4-9　手臂严重烧伤接受干细胞治疗前后对照[①]

4. 干细胞疗法在组织再生修复中的应用

类似地，基于两项超能力，干细胞在组织再生领域的应用前景非常广阔，能够担当多种救护角色。对于心脏疾病患者，干细胞能充当护卫，当心肌梗死等导致组织受损或坏死时，它们会冲到一线，修复受损的心肌组织，让心脏跳动恢复有力。干细胞也能充当大脑与神经的修复工，治疗一些神经系统疾病，例如帕金森病、阿尔茨海默病、脊髓损伤和某些类型的脑损伤，通过修复或替换受损

[①] 图片来源：Spray-On skin：'Miracle' stem cell treatment heals burns without scarring. https://www.newsweek.com/2017/04/21/stem-cell-spray-skingun-renovacare-burns-582079.html

的神经细胞，促进新的神经连接的形成，帮助神经功能的恢复。对于那些因某些视网膜疾病（如黄斑变性）而失明的患者，干细胞又是恢复光明的魔法师，有可能通过修复受损的视网膜细胞，让他们重新看到这个世界。对于那些患有白血病等血液疾病的患者，干细胞更是大救星，能够替换病态的血细胞，重建健康的血液系统，以挽救生命，提高生存质量……

在骨骼和软骨的修复领域，干细胞也展现出巨大的潜力和实际应用价值。不但为传统治疗方法提供了有力的补充，而且在某些情况下，提供了全新的治疗路径。

干细胞在骨折愈合和骨缺损修复中的应用已经取得了显著进展。特别是在处理复杂骨折和促进骨缺损填充方面，干细胞技术显示出了独特的优势。研究发现，干细胞能够分化成骨细胞，并且通过分泌生长因子，增强周围细胞的活性，促进新骨形成，加速骨折处的愈合过程。有案例表明，与传统治疗方法相比，利用干细胞与生物相容性材料结合的方法来治疗复杂骨折，骨折愈合时间大大缩短。

干细胞技术也为软骨修复提供了新的治疗思路。由于软骨的自我修复能力极其有限，如何修复软骨损伤，尤其是关节软骨的损伤，一直是临床上的难题。在动物模型和初期临床试验中发现，直接注射到受损关节中的干细胞，能够分化成软骨细胞，并分泌有助于软骨生成的生长因子和细胞因子，促进软骨的再生和修复。

图 4-10 所示为一典型病例。一个名叫艾米的女孩患有白血病，常规化疗和放疗都对她无效，所以医生们尝试干细胞移植。他们从健康捐献者的骨髓中提取干细胞，然后移植到艾米体内，帮助她重建健康的血液系统。几个月后，艾米的白血病得到了控制，她重新获得了健康。

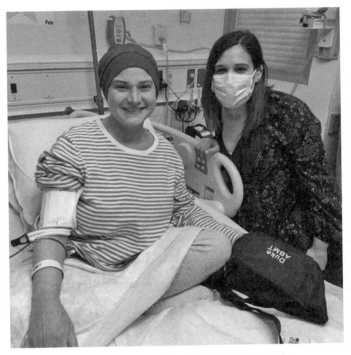

图 4-10　艾米在干细胞治疗后迎来新生[①]

　　5. 干细胞疗法用于创面和组织缺损修复所面临的挑战和限制

　　干细胞技术的发展,为创面和组织缺损的修复带来了前所未有的希望。如果把人体比作一座由无数小砖块(细胞)组成的大城堡,那么干细胞就像是城堡里的魔法砖块,可以变成城堡中任何需要修复或替换的部分。这听起来很神奇,不过,如果想要实际用于临床治疗,我们还需要应对一系列的挑战和限制。

① 图片来源:Angioimmunoblastic T-cell lymphoma: Amy's story. https://bmtinfonet. org/story/angioimmunoblastic-t-cell-lymphoma-amys-story

挑战一　干细胞的采集

治疗的第一步是捕获干细胞。这就像是要从一座巨大的城堡中找到那些魔法砖块，并不容易。就算找得到，也不是随意就能取出的。从早期胚胎中获取干细胞，涉及复杂的伦理和法律问题。而从骨髓或脂肪中获取成体干细胞，相对比较容易，但是获取的过程又可能会让人感到疼痛、不适，甚至有感染风险。

挑战二　干细胞的培育

捕获到干细胞后，下一步就是要培育它们。这需要为干细胞提供一个完美的"家"，让它们既能够繁殖，又能够在需要时变身为特定类型的细胞。也就是说，在体外环境中维持干细胞的未分化状态，同时又要能够有效控制它们按需分化成特定类型的细胞。这就好比，要让这些魔法砖块在离开了它们原本的城堡后，仍然能够施展魔法。所以，在这个过程中，需要复杂而精准的调控。为此，培养介质、氧气浓度、温度以及三维生长支架等因素，都需要精心设置。

挑战三　干细胞的移植

准备好干细胞之后，需要把它们准确移植到身体的损伤部位，而不是随机分布或形成异位组织。这好比，要确保魔法砖块能够精确定位到城堡中需要修复的地方，而不是到其他地方制造混乱。这个过程需要极其精确的把控。同时，能否让干细胞在新的环境中生存下来，并发挥想要的功能，也是一个问题。因为干细胞——尤其是来自异体的干细胞，在移植后可能会发生免疫排斥反应，无法顺利整合进宿主组织或进行有效的功能表达。

挑战四　干细胞的分化

干细胞具有多向分化能力，这就意味着，即使成功抵达损伤部位，还需要确保它们能够变成正确类型的细胞。这好比要想办法让魔法砖块变成修补城堡所需要的砖块，而不是变成一块突兀的没用的石头。不恰当的分化，不仅可能导致治疗失败，还可能引发肿瘤形成等安全风险。如何实现精确控制干细胞的定向分化，仍然是一个科学挑战。

挑战五　干细胞的规模化生产

想要把干细胞广泛用于临床，就必须实现干细胞的规模化生产。干细胞是一种特殊的"治疗药剂"。与其他任何药物一样，干细胞规模化生产的前提是，能够严密控制生产过程中的各个环节，确保每一批次的干细胞产品都能达到医疗使用的安全标准和功能要求。这就像在飞机制造中，要确保每一个零件都必须符合最高安全标准一样，不容有一丝闪失。只有通过这样的高标准生产和质量控制，干细胞才能成为一种可靠的治疗工具，帮助更多的患者恢复健康。

挑战六　不良反应和安全性问题

使用干细胞治疗疾病，就像使用魔法，有时会有失控的风险，可能会带来一些我们不想看到的不良反应。常见的不良反应和风险，例如移植部位的感染风险、潜在的免疫排斥反应、干细胞异位生长或分化不当，可能会导致组织功能紊乱，甚至在局部疯长，形成肿瘤。如何预防和处理这些问题，确保干细胞治疗的长期安全性，在现阶段仍然是一大挑战。

挑战七　伦理争议和法律风险

干细胞，尤其是胚胎干细胞的研究和应用，涉及伦理和法律问题。如何平衡科学研究的进步和伦理、法律的考量，是干细胞治疗领域的专家们必须面对和解决的问题。

4.1.3　干细胞疗法的发展前景

干细胞疗法，这一在医学领域引起广泛关注的技术，正处于快速发展阶段。在未来的医疗世界中，它有望成为一把魔法钥匙，打开治疗各种疾病和身体损伤的新大门。特别是在再生医学领域，干细胞凭借复制自身和变身其他类型细胞的独特超能力，能实现修复、替换、维持或增强受损组织或器官功能的核心目标，必将作为"全能选手"大放异彩。

（1）重建和修复。

干细胞最直接的应用就是病损组织和器官的修复。通过将干细胞注射到受损部位，或者在体外培养特定类型的细胞后移植到患者体内，可以促进各种病损组织的修复和功能的恢复。想象一下，不论是打篮球时不小心骨折的膝盖，因心脏病受损的心脏组织，还是因阿尔茨海默病发生退行性变化的脑组织，干细胞都能够有效介入，帮助恢复原有功能。

（2）个人定制医疗。

诱导多能干细胞（iPSCs）技术的发展，为个性化医疗提供了新的可能。从患者自身的体细胞中生成 iPSCs，然后诱导其分化为所需的细胞类型，不仅可以避免移植排斥反应，还能针对患者的具体病情进行定制化治疗。

（3）疾病研究和药物开发。

干细胞可以帮助科学家创建疾病模型，在实验室里模拟疾病的发展，帮助科学家更好地理解疾病的发展过程。这也为药物开发提供了新的平台，通过在体外模拟疾病状态，可以有效筛选和评估新药物的疗效和安全性，从而加速新药的发现和测试。

（4）生物打印。

如果能将干细胞疗法与 3D 生物打印技术完美结合，人们能直接"打印"出新的功能性组织和器官，用于替换受损的部分。对于那些因器官衰竭而需要等待器官移植的患者来说，这将是巨大的福音。很轻松地更换一个更好的"皮肤装备"、甚至可以替换胳膊或腿，这些听起来都像是科幻电影中的情节，在未来也许都能实现。

4.1.4 干细胞疗法与其他疗法的结合

想象一下，如果你的身体是一座由各种工程团队维护的城市，那么干细胞就是其中的一支特种部队，拥有独特的修复技能。不过，要是遇到复杂伤情，再强的团队只是单打独斗也未必能完成修复任务。此时，往往需要与其他不同的团队携手合作，互补优势，才能达到目标。这就是为什么在治疗时，经常需要考虑将干细胞疗法与其他治疗方法相结合，以提供更为全面和有效的治疗策略，取得更好的修复效果。

1. 与传统手术配合

在某些情况下，例如存在严重的骨折或组织缺失，单纯利用干细胞注射，不足以实现完全的修复或重建。此时，可以考虑将干细胞疗法与传统的手术方法相结合。手术治疗可以恢复必要的支持结构和组织框架，就像修复一座桥梁的骨架；干细胞疗法则可以促进术后的组织修复和再生，帮助手术区域更好地恢复，就像是负责填补和细化修复工作的专家，确保新桥梁不但结实，而且美观。这样配合的好处是能加速愈合过程，提高修复组织的质量，减少瘢痕形成，还能降低复发或损伤的长期风险。

2. 与药物治疗结盟

干细胞疗法与药物治疗的结合使用，在治疗某些慢性病和退行性疾病（如心血管疾病、神经退行性疾病等）时，表现出特别的优势。药物治疗可以控制病情发展、缓解症状，就像是城市的急救队，快速应对紧急情况，控制病情。而干细胞疗法则可以通过替代受损细胞和组织、促进自身修复机制来根本改善病情，就像是负责长期维修的建筑团队，专注于受损组织或器官的长期修复。这样结盟的好处是能够即刻治标——药物缓解症状，同时着手治本——干细胞针对病因治疗，从而达到更为全面的治疗效果。

3. 与物理疗法协作

干细胞疗法与物理疗法的结合使用，主要见于肌肉骨骼损伤后的恢复疗程。物理疗法——如按摩、热疗、电疗等，能促进血液循环，改善局部微环境，为干细胞提供更有利的生长环境。这就像城市的维护团队，用各种手段保持城市的运转和活力。当与干细胞疗法协作时，物理疗法可以加速恢复过程，提高生活质量。这就像建筑修复过后，维护也要到位，才能确保恢复顺利，长期无忧。

上述多模式治疗（multi-modal therapy）听起来很理想，但在实际执行中还存在诸多挑战。例如，如何根据患者的具体病情，设计一个可行的个性化治疗计划，既能让各治疗手段各司其职，又能相互协调？又如，如何评估每种治疗手段的效果，以及确保它们在一起工作时，能够发挥最大的效能？此外，多模式治疗往往意味着更高的治疗成本，这会不会影响其推广应用？

当然，尽管存在挑战，随着科研的深入和技术的进步，人们对协同治疗理解的加深，多模式治疗必将在未来医疗中占有一席之地，为患者提供更为全面、高效的治疗方案。

4.1.5　干细胞与 3D 生物打印技术和基因编辑技术

随着科学技术的进步，尤其是 3D 生物打印技术和基因编辑技术（如 CRISPR‐Cas9）的发展，干细胞研究领域迎来了一些令人振奋的新趋势。

1. 以干细胞为"墨水"的 3D 生物打印技术

想象一下，如果我们可以"打印"新的组织和器官，那将会是多么惊人的奇迹！3D 生物打印技术正在向这个方向迈进。这项技术使用的"墨水"，并不是普通的墨水，而是活生生的细胞——通常是干细胞。科学家们通过 3D 打印技术，将干细胞精确地锁定在特定的位置，然后这些干细胞会依托所在的环境，分化出所需的细胞类型，最终形成功能性的组织，甚至是整个器官。

3D生物打印技术目前尚处于实验阶段，不过已经有成功打印出简单组织和器官结构的案例，未来有望用于生产人造皮肤、肝脏、心脏等，为组织修复和器官移植提供革命性的解决方案。

2. 干细胞与基因编辑技术

引入基因编辑技术（尤其是 CRISPR‒Cas9 系统）来编辑干细胞，有着前所未有的治疗潜力。这种技术就像是分子层面的"剪刀"，可以非常精确地剪切、修改或替换 DNA 中的特定片段，为干细胞"脱胎换骨"（见图 4‒11）。

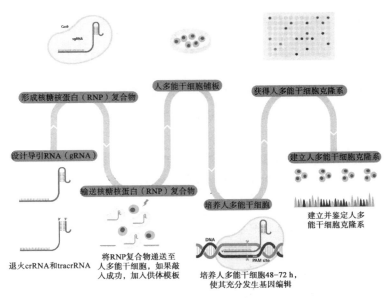

图 4‒11　用 CRISPR‒Cas9 系统来编辑人多能干细胞基因组[①]

① 图片来源：De Masi C, Spitalieri P, Murdocca M, et al. Application of CRISPR/Cas9 to human-induced pluripotent stem cells: From gene editing to drug discovery [J]. Hum Genomics, 2020, 14(1):25.

对于多种目前束手无策的遗传性疾病，基因编辑干细胞的技术代表着新的希望。在基因层面纠正遗传缺陷，再将这些经过修正的干细胞输回患者体内，替代异常或病态的细胞，可以帮助预防或治疗镰状细胞性贫血、肌萎缩症等多种遗传疾病。

如果能将 3D 生物打印和基因编辑技术与干细胞疗法结合，不仅可以"打印"健康的组织和器官，还可以通过基因编辑来确保这些组织和器官免受致病基因的困扰。这样的新技术，使得干细胞治疗更加安全、有效，并且能够为患者量身定制，为未来的医学治疗开辟了全新的路径。

4.1.6　干细胞疗法在伦理、法律和社会接受度等方面的挑战

干细胞治疗这一听起来既神秘又充满未来感的技术，就像是医学界的神奇魔法，拥有治疗各种疾病的无限潜力。然而，"力量越大，责任越大"，干细胞治疗必然伴随一系列伦理、法律和社会接受度方面的挑战。

在伦理方面，干细胞的来源是最具争议的问题。胚胎干细胞被认为是真正的"全能细胞"。但是，获取胚胎干细胞需要使用人类胚胎，这就触及了伦理红线。不乏有人认为，就算是为了医学研究和治疗的目的，破坏胚胎也不可接受。

为此，科学家们采取了迂回策略，探索其他来源的干细胞，例如成体干细胞和诱导多能干细胞。其中，诱导多能干细胞是通过"重新编程"成年人的普通细胞所得，具有类似胚胎干细胞的特性，可以作为胚胎干细胞的"平替"，有效避免使用人类胚胎的争议。

随着干细胞治疗的快速发展，如何有效地制定和执行相关法律法规，以确保研究和治疗的安全、道德和合法性，这成为一大挑战。有关干细胞产品的质量控制、患者权益保护以及个人隐私等问题，都亟待通过合理的法律手段来保障。而不同国家和地区在

这方面的法律规定可能大相径庭,这加大了开展干细胞领域国际合作的难度。

此外,对于普通大众而言,干细胞治疗仍然是一个陌生甚至带有科幻色彩的概念。因此,有必要通过各类科普手段来促进公众对于干细胞研究和应用的了解,并通过实际案例展示干细胞治疗的成果和潜力,以减少大众的误解和恐惧,提高接受度。当然,还需要想办法让大众理解,科学研究和技术发展从来就不能一蹴而就,而是需要一个逐步探索和完善的过程。尽管干细胞治疗具有广阔的应用前景,但当下尚处于实验阶段,安全性和有效性还须经过长期的临床试验来验证。

4.2　3D打印技术和生物材料

4.2.1　"无所不能"的3D打印技术

1. 3D打印技术的发展历程

想象一下,如果你能够"打印"几乎任何东西——从简单的生活用品到复杂的人体器官——这听起来像是科幻小说的情节,这也许就是3D打印技术将会带领我们奔赴的未来。让我们一起来看看,这项令人兴奋的技术是如何从概念变为现实,以及它正在如何逐步改变我们的世界。

3D打印,或者称为增材制造,首次亮相是在20世纪80年代。1984年,一位名叫Charles Hull的美国人发明了立体光固化成型(stereo lithography apparatus, SLA)技术——通过逐层堆叠材料来"打印"三维物体。此后,选择性激光烧结(selective laser sintering, SLS)和熔融沉积建模(fused deposition modeling, FDM)等技术也相继问世。

这项发明不仅开创了全新的制造方式，还开启了一场制造业的革命。起初，3D打印主要用于制作产品原型，帮助设计师和工程师在产品开发阶段快速测试、验证概念和完善他们的设计。随着时间的推移，人们发现了它更为广泛的用途。进入 21 世纪，随着技术的成熟和成本的下降，3D打印开始用于直接生产功能性产品和部件，在精密制造和个性化制造领域，展现出了独特的优势。此外，3D打印技术得到了材料科学发展的加持，使用的材料从最初的塑料和树脂，扩展到了金属、陶瓷、生物材料等，极大地扩展了其应用范围。时至今日，人们利用 3D 打印技术已经能够制造出各种各样的物品，从精密的航空部件到个性化的医疗植入物，甚至时尚饰品和美食，3D 打印技术几乎无所不能。

2. 3D 打印技术"遍地开花结果"

3D 打印技术风靡了整个制造业。它能够实现传统方法难以完成的复杂设计，并快速将数字模型转化为实体原型。这极大地缩短了制造的周期，减少了材料的浪费，使制造过程变得更加高效和灵活。因此，特别适用于定制产品的生产和复杂组件的制造，广泛应用于工业设计、建筑、医疗、艺术以及消费品制造等多个领域。

在医疗领域，3D 技术主要用于生物打印和定制植入物，已经取得了令人瞩目的成果。从定制的假肢、义齿到生物兼容的植入物，3D 打印正在帮助医生提供更加个性化的治疗方案。更激动人心的是，科学家们正在研究如何"打印"人体组织和器官，为器官移植和伤病治疗开辟全新的路径。

3D 打印也成为教育和艺术创作的强大工具，使得复杂设计的实现变得更加简单和经济。学生和艺术家们得以充分发挥想象力，而无须担心"无法落到实处"的问题。

在建筑领域，3D 打印技术可以快速构建复杂的模型建筑和部件，为建筑设计带来了前所未有的自由度和创新可能性。

在航空航天、汽车制造等领域,3D打印技术能够制造复杂的结构部件,降低材料浪费,缩短生产周期。

3. 3D打印技术修复组织:潜力有多大? 挑战在哪里?

随着3D打印技术的迅猛发展,我们正步入一个无所不能的"打印"新时代。

如前所述,3D打印技术的应用,不仅限于制造业,在生物医学领域同样展现出了无限的潜力。

3D打印技术既能打印支撑新细胞生长的框架,又能直接打印含有人体细胞的生物组织,有望成为修复创伤和再造器官的"必杀器"。想象一下,要是你的身体某个部位受伤了,医生可以直接"打印"出一个新的器官来替换受损的组织(见图4-12)。这听起来似乎不可思议,但这确实是3D打印技术正在"解锁"的技能。

3D打印的生物支架,形状和大小都可以精确匹配,能完美地贴合受损的组织部位,为新细胞的生长提供理想的"脚手架"。随着时间的推移,生物支架会逐渐被人体吸收、降解,为新生的健康组织替代。

3D直接打印生物组织,更是走在了科技的前沿。通过将细胞和特定的生物材料混合,就能按照组织的结构直接"打印"所需的部分……有朝一日,我们或许能够打印完整的人体器官! 这样一来,人们就可以根据患者的具体需求来定制组织和器官,而无须长时间等待捐赠,也无须担心排斥反应。这将是医学领域的一大飞跃,对于解决捐赠器官短缺的问题具有重大意义。

3D打印技术的前景虽然美好,但面临的挑战却不少。如何确保打印的组织或器官能够在人体内正常运作,如何与其他器官、系统良好协作以及如何选择生物相容性和生物安全性高、对人体无害的材料……这些都是亟待解决的问题。

这些难题激发了进一步的创新和研究。科学家们正在不懈

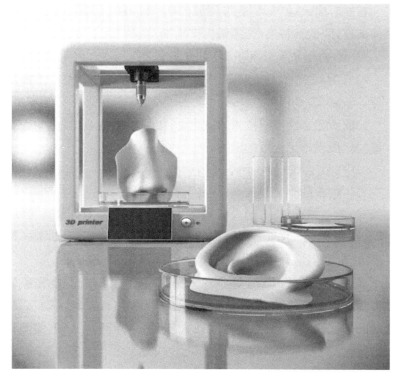

图 4 - 12　利用 3D 打印技术制作的人工耳和人工鼻①

努力着：改进打印技术，实现更高的细胞活性和生存率，让打印出的细胞活力更强；开发新材料，以更好地支持细胞生长和分化；材料科学、生物学、工程学等领域的专家，积极开展跨学科合作，以提供新视角，激发新思路，共同探索新的可能性。

　　随着研究的深入和技术的进步，3D 打印的应用必然更加广泛，有望彻底改变医疗模式，使未来的医疗变得更加个性化和高

① 图片来源：3D bioprinting: Definition, history, how it works, and types. https://www.xometry.com/resources/3d-printing/3d-printing-in-bioprinting/.

效。总之，未来充满可能，让我们拭目以待！

4.2.2　3D打印技术的奥秘

1. 3D打印：从数字设计到实体成品的过程

首先，3D打印的魔法过程始于3D建模。设计师或工程师使用特殊的计算机软件，如CAD（计算机辅助设计）等，创建一个精确的三维数字模型，并转换为特定的文件格式，如STL或OBJ，以作为未来实体物品的蓝图，设定最终产品的几何形状和三维尺寸。

其次是"切片"，就是把3D模型切割成一系列薄层断面。通过专门的软件，如Cura或Simplify3D，将切片结果转化为3D打印机能直接读取的G-code文件，以指导打印机逐层打印。

再者是打印，即按照指令逐层添加材料，直至构建出整个物体。

最后，打印完成后，通常还需要再处理，例如去除支撑结构、打磨表面或上漆，来美化和加固，使成品更美观、更耐用。

2. 3D打印的主流技术

3D打印界流行的三种技术：熔融沉积建模（FDM）、立体光固化（SLA）和选择性激光烧结（SLS）。每种技术都各有优势，各自适用于不同的应用场景。

FDM技术，简单讲就像是一个精密的热胶枪。加热塑料线材，待其熔化后挤出薄薄的线，然后逐层堆叠，直到形成完整的三维物体。这一技术的特点是①成本低廉，打印机和材料价格相对较低，使其成为家庭和小企业的热门选择；②易于操作，打印机操作简单，维护方便，是3D打印初端用户的理想选择；③耗材多样，可以使用多种塑形材料，如ABS和PLA，能适应不同的打印需求。目前，该技术主要用于制作原型、教育工具或家庭装饰品等非负载承重的物品。

SLA技术，即用激光束来固化液态树脂。激光按照计算机设计精确扫描树脂池中的特定区域,使之固化成所需形状的片层,最终堆叠成三维物体。这一技术的特点是①精度高,能够打印非常精细和复杂的设计,表面平滑,细节丰富;②速度快,相比 FDM,SLA 在打印复杂物体时可以更快完成;③成本高,使用的光敏树脂价格高于普通塑材。因此,该技术用于制造精细的艺术作品,以及珠宝、医疗模型等需要高精度的产品。

SLS 技术,是利用激光加热粉末材料,例如尼龙,烧结成固体。加热过程在粉末床内进行,激光逐层扫描粉末,使之按照设计要求固化成各种形状。这一技术的特点是①无须支撑结构,粉末本身就能生成支撑材料,打印复杂结构时,无须额外支撑;②性能强,打印的物品强度高,适合制造牢靠的机械部件;③成本高,SLS 设备和材料成本高,适用于专业制造。因此,该技术广泛用于制造机械零件、复杂的工业原型和设计模型。

总之,三种技术各有特色:FDM 成本效益比高,SLA 精细度高,SLS 功能强大。至于在具体场景中如何选择,则按需求而定。

3. 3D 打印所用的生物材料

为确保人体安全性,3D 打印所用的生物医学材料有两种:兼容材料和降解材料。

生物兼容材料是一类与人体和谐共处的材料,能长期置于体内,与组织相容,不引起免疫排斥反应。常用的生物兼容材料有以下几种。

(1)聚醚醚酮(PEEK):一种高性能的热塑性聚合物,具有出色的机械性能和化学稳定性,用于制作长期植入物,例如人工骨、脊柱植入物和牙科植入物。

(2)钛及其合金:生物兼容性高,强度高且质地轻,还高度耐腐蚀,是理想的医用金属材料,在医疗植入领域中广泛应用,例如定制膝关节和牙科植入物。

（3）生物陶瓷：如羟基磷灰石和三钙磷酸盐，有优异的骨诱导性和生物兼容性，能实现精确打印复杂的形状和结构，常用于骨修复和作为骨替代材料，治疗骨折等疾病。

生物降解材料是能被人体"吸收"的材料。由于它们可以在完成任务后逐渐被人体分解、吸收或排出，非常适合制造暂时替代人体某些功能的医疗设备，例如生物支架或临时植入物。常见的生物降解材料如下。

（1）聚乳酸（PLA）：来源于可再生资源（如玉米淀粉），是一种备受青睐的生物降解材料。PLA熔点低、易于打印，在体内缓慢分解，可用于制作骨科钉、螺钉以及组织工程支架等，以辅助细胞附着和增殖。

（2）聚己内酯（PCL）：降解的速度比PLA还要慢，降解周期长达2～3年，适用于制作长期植入支架。这些支架能维持足够久的结构完整性，辅助细胞缓慢长入后逐渐降解，最终为新生组织替代。

（3）聚乙酸乙二醇（PGA）：是一种高强度、高结晶性的材料，常用于制造可吸收缝线和其他需要高强度支持的临时植入物。

3D打印材料的多样性为人体植入医疗设备的定制提供了丰富的可能。从简单的支架到复杂的植入物，3D打印都能提供个性化且高效的解决方案，这极大地提高了患者的治疗效果和生活质量。随着材料科学的发展，将会有更多生物材料"问世"，以适应高度多样化的3D打印需求。

4.2.3　3D生物打印技术在组织缺损修复与再生中的应用

3D生物打印是一项革命性的生物前沿技术，交叉融合了3D打印与生物工程、材料学等领域的先进技术，直接利用活体细胞来构建复杂的组织和器官，在修复和再生人体组织和器官方面展示出巨大的潜力（见图4-13）。它不仅能够按需定制个性化的治疗解决方案，还可能在未来彻底改变我们对疾病的治疗方式，对药物开发和疾病模型的研究产生深远影响。

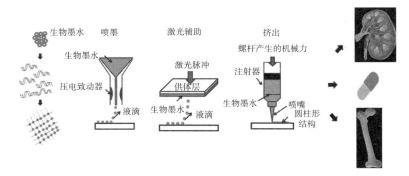

图 4-13　利用 3D 打印技术制作组织和器官①

1. 3D 细胞打印：直接打印活细胞来构建组织或器官

从活细胞到组织或器官，一切从选择正确的细胞开始。这些细胞可以来自患者自身，以避免免疫排斥反应，也可以来自捐献的供体或干细胞库。这些细胞需要在特殊的条件下培养，以确保它们能活着，为打印做准备。

其他准备包括设计与建模以及生物墨水的制备。根据患者的影像扫描（如 CT 和 MRI）数据，使用计算机辅助设计（CAD）软件，可以设计与所需组织或器官解剖结构高度一致的 3D 模型。而生物墨水是一种含有活细胞的特殊凝胶，通常需要包含其他支持细胞生长和分化的物质，如胶原蛋白、透明质酸或纤维蛋白，必须精心配制，以维持细胞的活性和功能，并支持其在打印过程中的

① 图片来源：Arpana P，Vasundhara P，Avinash K，et al. 3D printing：Advancement in biogenerative engineering to combat shortage of organs and bioapplicable materials [J]. Review Regen Eng Transl Med，8（2022）. DOI：10. 1007/s40883 - 021 - 00219 - w.

存活。

准备就绪后,就可以使用专门的 3D 打印机,按照设计的模型,层层堆叠生物墨水,精确地构建所需的组织或器官结构。在打印过程中,需要精密调控相关参数,例如打印头的移动速度、环境条件(温度和压力等),以免损伤细胞。

打印完成的组织还需要在模拟人体环境的生物反应器中进一步培养。通过提供机械刺激、化学信号或特定的生长因子,模仿自然生长环境,来促进细胞间的相互作用,帮助新生组织发育成熟,最终实现预期的功能。

2. 3D 打印生物降解支架:为细胞生长和组织再生提供理想家园

3D 打印的生物降解支架,在设计和制造过程中充分体现高科技化,能精准匹配细胞打印的具体需要和组织修复的个性化诉求。

设计方面,利用计算机辅助设计(CAD)软件,工程师可以根据患者的体内扫描数据,比如 MRI 或 CT 扫描,精确地创建受损组织的三维模型。这种个性化的设计,不仅能确保支架完美契合患者的身体,还能通过调整参数来适应生物力学负荷。

制造方面,选用合适的支架制作材料至关重要。常用材料,例如聚乳酸(PLA)、聚己内酯(PCL)和聚乙酸乙二醇(PGA),都有良好的生物兼容性,且能自发降解。这确保了随着新生组织的成长,原本的支架逐渐被吸收和替代,从而避免了二次手术去除。在具体选材的时候,还要考虑材料的应用目的、机械和加工性能以及成本效益等问题。

利用 3D 打印机,例如熔融沉积模型(FDM)或选择性激光烧结(SLS)打印机,可以按照设计打印,并通过精确控制支架的孔隙大小和连接方式,制造表面和内部结构特别适合细胞附着和组织形成的精巧支架,为细胞提供安家落户和生生不息的理想家园。

3. 皮肤修复：3D 打印技术在烧伤治疗和皮肤再生中的应用

在烧伤治疗和皮肤再生领域，通过 3D 打印已经可以制造出多种用于皮肤修复和再生的生物材料，不仅能够促进受损皮肤的愈合，还能在一定程度上恢复皮肤的外观和功能。

首先要通过影像扫描患者的烧伤或受损区域，借助计算机辅助设计(CAD)软件，设计出精确的皮肤模型。然后，将特制的生物墨水——这种墨水含有从患者自身提取和培养、增殖的细胞，例如成纤维细胞和角质形成细胞，以及特定的支撑材料，例如胶原蛋白或其他天然聚合物——从打印头精确喷射，按照预先设计的图层模式，逐层构建出类似人体皮肤的多层结构。这些结构不仅包括表皮层，还有真皮层，甚至是更深层次的真皮层，以模拟自然皮肤的多层次结构，覆盖和治疗受损的皮肤区域。

这种方法具有高度的可定制性，能够根据患者具体的伤口尺寸和形状，进行精准的医疗干预，在多种临床情境下，都能取得良好的治疗效果。例如，处理严重烧伤时，如果采用传统治疗方式，需要先取出健康皮肤，再移植到受损区域，手术时间长，恢复时间长。而选择 3D 打印，能直接得到形状和大小都贴合的"皮肤"，迅速覆盖大面积创面，这大大减少了手术的复杂程度，减轻了治疗的痛苦，还降低了术后的感染风险。此外，采用 3D 打印技术，能够有效重建创面的皮肤结构，包括表皮和真皮层，有助于恢复皮肤的触感、弹性和外观。

尽管 3D 打印皮肤技术有望带来诸多好处，在成为常规医疗手段之前，还需要解决一些技术和成本问题。如何确保打印皮肤的长期稳定性和功能一致性，以及在更广泛的临床环境中的有效性，仍需要进一步研究。

未来，随着技术的不断发展，3D 打印皮肤有望能更广泛地应用于治疗复杂的皮肤疾病，例如慢性创面、难治性瘢痕和先天性皮肤缺陷等。如果能结合其他再生医学技术,例如干细胞技术和智能生物材料,治疗潜力将得到进一步拓展。

总之,3D生物打印皮肤为烧伤和其他皮肤损伤的治疗提供了一种新型、高效的解决方案,未来有望彻底改变皮肤损伤的治疗模式。这是医疗科技的一大进步。更重要的是,这为患者带来了可以触及的新希望。

4. 骨骼修复:3D打印个性化的骨骼植入物和支架

3D打印技术正迅速成为制造个性化医疗设备的核心技术之一。患者得以定制个人专属的骨骼植入物或支架,以符合具体的解剖和生理需求,从而优化治疗效果,并最大化提升植入物的功能性和舒适性。

打印过程始于获取患者的病损部位细节。使用先进的影像技术——CT或MRI,可以捕捉到相关数据,交由计算机辅助设计软件处理,依此设计匹配患者特定需求的植入物。

制造植入物的材料需要小心挑选,不仅要与人体兼容,还要足够坚固,符合生物力学要求。常用的材料包括钛合金、PEEK(一种高性能塑料)以及一些特殊的生物降解材料,它们都兼具耐用性和安全性。

利用最新的3D打印技术,例如选择性激光熔化(SLM)或电子束熔化(EBM),工程师得以在微观层面精确构建植入物,确保其结构能完美支持骨组织的生长。3D打印技术也用于创建帮助骨骼自然修复的支架。除了必要的强度、韧度之外,这样的支架还应具有适当的孔隙结构,以利于细胞和血液的流通,引导受损骨骼的愈合过程。随着时间推移,3D支架将逐渐被新生骨骼替换。需要特别注意控制支架降解的速率,既要避免二次手术去除支架,又要给予新生骨骼足够的生长时间和空间。

3D打印在骨骼植入物的应用方面同样面临技术和成本上的

挑战，需要提高打印精度，优化材料性能以及通过严格的临床试验来确保安全性和有效性。只有克服了这些问题，才能给患者带来更安全、更有效、更经济的治疗方案，才能彻底改变对骨骼损伤的治疗模式，显著提高患者的生存质量。

5. 器官生物打印：打印完整的人体器官，或将终结器官移植

在制造简单组织和生物支架方面，3D打印已经取得了显著进展。想要打印复杂的人体器官，例如心、肝、肾，还面临诸多挑战。这些器官不但结构复杂，而且功能多样。打印时，需要精确安排组织结构和血管系统，这样才能精准复制目标器官的形态和功能。

近年来，科学家们在打印材料和打印技术方面取得了一些突破。例如，开发了新的细胞类型和生物墨水，以在打印过程中提供必要的支持，更好地模拟人体内多种细胞共存的环境。此外，随着打印技术的不断优化，打印的精度和效率都有所提升，打印出的复杂器官结构比以往更接近自然。

器官的血管化对于器官的长期生存至关重要，但迄今仍是个难题。研究人员利用3D打印技术整合微血管结构，有望创建有效的血供网络，以支持细胞的生存，恢复器官的功能。

尽管面临多重技术挑战，3D打印人体器官无疑有着广阔的应用前景。未来，随着材料科学的发展，人们将开发出更复杂和更多功能化的生物墨水，以更好地模拟组织生态环境，支持各种细胞类型的生长和相互作用。此外，为了满足临床需求，3D打印设备和流程必将实现自动化和规模化，以降本增效，惠及更多患者。

希望将来的某一天，我们能看到首个功能完备的3D打印器官被成功植入人体，并保持良好的运作。这将是一项重大的医学突破，有望彻底改变器官移植领域，为器官短缺和排斥问题提供全新的解决方案。

4.2.4　3D 生物打印技术的挑战与解决思路

3D 生物打印技术为器官修复和再生提供了前所未有的可能性。尽管前景广阔,现阶段仍面临许多技术挑战。如何克服这些挑战,需要跨学科的合作、持续的研究和不断的创新。

挑战一　细胞存活和功能的提升

确保细胞能够生存并发挥功能,是实现功能性组织或器官打印的一个主要挑战。在打印过程中,细胞可能因为机械压力、温度变化或不适宜的化学环境而受损或死亡。

解决思路

(1)优化打印设置:调整打印机的速度、压力和温度设置,以减少对细胞的伤害。

(2)改进生物墨水:开发富含养分和细胞支持成分的生物墨水,帮助细胞在打印过程中存活并在打印之后的培养阶段繁衍。

(3)适当的后处理:在打印后使用特定的培养条件和技术,例如提供必要的化学信号和物理刺激,以此促进细胞间的交流和组织的成熟。

挑战二　材料开发和选择的智慧

选用的打印材料,必须既能够支撑细胞生长,又能够被人体接受,有时还需要能够自然降解。

解决思路

(1)使用生物兼容材料:选择如胶原蛋白或透明质酸这样的天然材料,或者选择如聚乳酸这样具有高度生物兼容性的人工材料,以便模仿人体内的细胞外基质环境,供细胞黏附和促细胞生长。

(2)定制合成材料:开发可以定时降解的合成材料,以匹配特定类型组织的需求。合成的材料不仅生物力学特性"达标",还能及时"功成身退"，在完成任务后，安全地被人体吸收或消除。

（3）研发功能化材料：探索可以释放药物或促进组织生长的多功能材料，以利于新生组织发挥抗菌、促进愈合或自我修复的功能，为特定的医疗需求提供支持。

挑战三　复杂结构的精确复制

人体组织和器官的结构非常复杂，具有精细的细胞布局和复杂的血管网络。3D打印的精度，决定了打印出的组织或器官，是否能够在结构和功能方面完全替代"母体"组织或器官的境界。

解决思路

（1）高分辨率打印技术：继续开发和优化高分辨率的打印技术，例如立体光固化（SLA）和多喷头打印系统等，以便精细地控制每一层的打印。

（2）先进的设计软件：使用高级建模软件和流体动力学（CFD）模拟软件，来优化设计模型，精确设计组织或器官的每个细节，以确保打印出的产品能够满足医疗需求。

（3）实时监控技术：利用集成传感器和成像技术来监控打印过程，并实时调整打印参数，以确保产品质量。

4.2.5　3D生物打印人体组织和器官面临的法律法规与伦理问题

3D生物打印技术是一项革命性的医疗创新。这项技术的快速发展也带来了一系列法律和伦理问题。这些问题的解决，关乎如何安全、公正地使用这项技术，并确保它带来的好处可以得到广泛共享。

从法规角度讲，问题有许多：①对于3D打印的人体组织和器官，许多国家还没有专门的法规，和明确的监管框架。如何确保这些产品的安全性和有效性，是监管机构必须解决的问题。②在使用3D打印的组织或器官进行治疗之前，必须确保患者完全理解治疗的潜在风险和预期收益。这是确保患者自主权的重要一环，实际执行却不容易。③3D打印涉及的设计和技术可能需要知识产权保护，必须明确这些设计的版权、专利权归属、商业保密等问题，才能促进技术的发展和合理使用。

从伦理角度讲，问题同样不少：①在医疗伦理中，治疗的效果和安全性是核心问题。尽管3D打印技术前景广阔，毕竟还处于起步阶段，其长期效果和潜在风险仍需要通过更多研究来验证。在这些数据未明确前，任何治疗的推广都须谨慎进行。②这项技术成本高昂，可能会限制它的应用，这引发了医疗资源分配的公平性问题。如何确保不同经济条件的患者都能公平地获取治疗，是一个重要的社会问题和伦理问题。③使用基于患者自身细胞的3D打印组织，特别是在涉及基因修改的情况下，很可能会引发人们对个体生物身份和自主性的哲学讨论和伦理争议。

针对上述这些问题，可能有以下一些解决方案。为确保技术应用的安全性和有效性，建议成立专门的监管机构，负责制定和执行3D打印生物组织和器官的具体监管政策。这包括设立标准化流程，确保从材料选择到最终产品的使用，每一步都应当符合医疗安全和伦理标准。为确保符合伦理标准，在使用新兴的3D打印技术之前，建议强化伦理审查，由伦理审查委员会评估每一项医疗活动。为保障患者的知情权，需要通过宣教提高公众对这项技术的理解和接受度，帮助患者充分了解治疗的可能收益和潜在风险，做出合理的决策。

解决方案的实践和改进，需要生物、医疗、法律、伦理等各界人士以及政策制定者共同努力，逐步探索，直至建立科学、合理的监管框架，既保障患者安全，又促进技术的健康发展。

4.2.6 3D打印技术的未来前景

3D打印技术是一种真正将创意与技术相结合的生产方式。

它不断推动着我们的创新边界，使"不可能"变成"可能"。它最大的优势在于定制医疗解决方案，匹配患者的个性化需求。

已有的成功案例不仅证明了 3D 打印技术的临床实用性，还为未来的应用和研究提供了重要的启示。可以预见，研究人员的努力方向将集中在以下方面：

（1）材料的创新。为了更好地模拟和替代人体组织，需要不断开发新的生物兼容材料，例如能够响应生理条件变化的智能生物材料。这样的材料能在体内按需改变特性，例如通过释放药物来抗感染，或是通过调整硬度来适应周围组织的压力等。

（2）打印技术的优化。现有的 3D 打印技术已经相当精确，但仍有优化空间，例如，提高打印精度和速度，以及开发能同时处理多种材料和细胞类型的打印系统，以实现同时精密布局多种组织结构和复杂的血管网络，并有效整合以复制器官形态和功能的目的。

（3）个性化医疗的提升。利用 3D 打印技术的定制能力，为患者提供更加精准和个性化的治疗方案，以提高治疗的效果和患者的满意度。例如，融合增强现实（AR）与人工智能（AI）技术。AI可以帮助优化打印参数，AR 则可以帮助医生在手术中精确定位植入物。将 AI 和 AR 技术结合进 3D 打印，可以在打印过程中实时监测和调整，确保高质量的输出。

（4）生产的自动化和规模化。随着 3D 打印技术的成熟，生产过程可能实现更高程度的自动化，并通过降本增效，实现规模化生产，以惠及更广泛的患者群体。

如果能取得这些技术突破，3D 打印在组织和器官修复领域的应用前景将更加广阔。许多以往让医生束手无策的疾病，都有望迎来个性化的治疗方案。

当然，随着应用范围的扩大，伦理和监管问题也必然日益凸显。因此,必须制定严格的标准和法规,确保新技术的应用既安全又有效,同时还能保护患者的隐私和权益。

我们有理由相信,在不久的将来 3D 打印将在医疗领域扮演更加重要的角色。

4.3　传统中医药与现代化发展

4.3.1　传统中医药迎来现代化发展

传统中医药源远流长。传统中医理论基于阴阳五行的中国古代哲学思想,认为人体健康的关键在于气血运行顺畅及阴阳平衡。传统中药根据传统中医理论,通过药物组合来调和药效,调整身体功能。迄今,对于很多疾病的预防和治疗,仍有独到的效果。

随着科技的发展,传统中医药迎来了现代化。一方面是中药。中药含有丰富的天然植物活性成分,是现代药物研发的宝库。例如,抗疟疾的药物青蒿素,就是从中药青蒿中提取而来。利用现代的提取和分析技术,例如高效液相色谱法(high pressure chromatography, HPLC)和质谱(mass spectrometry, MS)等,科学家们能够精确地分析这些药材,鉴定有效成分,从而更好地发挥其治疗效果。此外,现代科技还增加了中药的有效性和便利性,有利于中药的推广和普及。例如,使用纳米技术,能大幅提升中药成分的吸收效率,还能更精准地控制药物的释放,减少不良反应。总之,中药的治疗潜力进一步得到挖掘,在全球范围内的接受度和应用前景不断看涨。

另一方面,中医的整体治疗理念,也为现代医学提供了新的视角。中医不仅仅关注疾病本身,更强调通过调整人体内环境来达到治病的目的。这与现代医学中的系统生物学和整体医学有类似之处，为慢性病和复杂疾病的治疗提供了新思路。

在组织修复领域，传统中医药大有可为。例如，一些中药复方能够较好地促进伤口愈合、减少瘢痕形成。研究发现，复方中的某些中药成分，能够促进细胞增殖和迁移，加速组织修复。这为烧伤、外伤后的皮肤修复，提供了"中式"治疗选择。如图 4‐14 所示，人参皂苷是人参中的主要活性成分，包括 Rb1、Rb2、Rc、Rd、Re、Rg1 等。它通过诱导成骨细胞增殖、管形成和巨噬细胞趋化性表现出有效的血管生成、成骨和抗炎活性（NC：纯明胶支架；GS：未加载生长因子的丝素蛋白涂层支架；GST：加载 TGF‐β1 的丝素蛋白涂层支架；GSR：加载 Rb1 的丝素蛋白涂层支架；GSTR：同时加载 TGF‐β1 和 Rb1 的丝素蛋白涂层支架）。

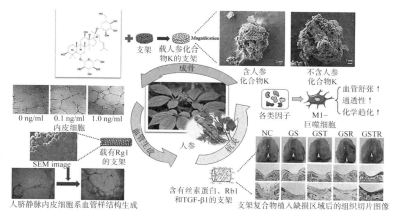

图 4‐14　人参促进创面修复和组织增生①

① 图片来源：Li H, Wu R, Yu H, et al. Bioactive herbal extracts of traditional chinese medicine applied with the biomaterials: For the current applications and advances in the musculoskeletal system [J]. Front Pharmacol, 2021,12:778041.

4.3.2　历史悠久的中药疗伤治疡

中医古籍如《黄帝内经》和《神农本经》记载了不少中药的治伤用途，既能治疗日常的小伤小痛，又能治疗复杂的外伤。治疗原则通常侧重于清热解毒、活血化瘀和去腐生新，"翻译"成现代医学术语，就是消炎杀菌、促进血液循环和组织新生。

清热解毒类药物，主要用于治疗感染和炎症。典型药物有金银花和连翘。早在《本草纲目》中，李时珍就描述过金银花对于治疗疔疮的良效。金银花常被做成洗剂，直接清洁伤口，治疗皮肤感染。

活血化瘀类药物，在处理挫伤和淤血方面有良效。常用药物如丹参和红花，能促进血液循环，加速伤口愈合。常用于处理淤青和血肿，是促进创伤后修复的理想选择。

去腐生肌类药物，能有效促进"新肉"生长。以黄芪和当归为例，不仅能改善局部血供，还能提供必要的营养物质，加速细胞增殖和组织再生。其中，黄芪更是有增强免疫力、促进自愈的疗效（见图4－15）。

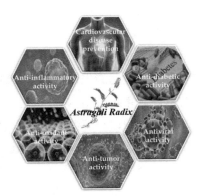

历代名医，例如华佗和张仲景等人都创制过药膏和散剂，治疗"伤科"患者。这些古老的疗法，不仅彰显了古人的智慧，还为现代医学提供了宝贵的经验。

图4－15　现代医学揭示黄芪具有抗炎、抗氧化、促进血循环等多种活性[1]

---

[1]　图片来源：Chang X, Chen X, Guo Y, et al. Advances in chemical composition, extraction techniques, analytical methods, and biological activity of astragali radix [J]. Molecules, 2022, 27(3):1058.

4.3.3　现代科技与传统中药

传统中药不良反应低，有独特的治疗潜力，日益受到人们关注。用现代化手段研究传统中药，成为重要的研究趋势。

有效成分的提取是现代中药研究的核心部分。提取技术的选择，直接影响药物成分的纯度和治疗效果。目前，超临界流体萃取（supercritical fluid extraction，SFE）、水蒸气蒸馏和溶剂萃取是最常用的提取方法，提取效力都很强大。超临界流体萃取是指利用超临界二氧化碳作为溶剂，在不破坏化学成分结构的情况下，提取中药中的挥发油和其他疗效成分。这不仅操作简便，溶剂使用量少，还安全环保。水蒸气蒸馏是利用水蒸气分离出中药的精华，主要用于提取中药的挥发油。溶剂萃取是使用有机溶剂（如乙醇、甲醇等）提取非挥发性的活性成分。这尽管简单有效，但如果溶剂选择不当，可能反而会破坏中药成分。

对活性成分的机制研究，即对提取成分进行结构鉴定和功能研究，是现代中药研究走出实验室、步入临床的前提。在这方面，已有不少成功的先例。例如，从中药青蒿中提取的青蒿素，其独特的内过氧化物桥结构，被认定为抗疟疾活性的关键。又如，从葡萄皮中提取的白藜芦醇，具有抗氧化和抗炎作用，被用于抗衰老和治疗心血管疾病。再如姜黄素，是姜黄的主要活性成分，有强大的抗炎和抗癌作用，被用于预防和治疗肿瘤。

尤其值得一提的是，近年来通过纳米技术和靶向药物递送系统的应用，有望放大中药成分的疗效、减少潜在的不良反应。此外，新兴的基因编辑技术也可能提供新的策略，用于定向改良中药成分的生物合成路径，使药物治疗更加高效和安全。

总之，现代化研究手段正在一点点揭开传统中药的神秘面纱。融入现代技术的中药，有望在全球的健康维持和疾病治疗中，发挥越来越重要的作用。

4.3.4　中医药治疗在组织缺损修复中的应用前景

中医自古设有"伤科""疡科",在促进组织修复和伤口愈合方面,有悠久的历史和独特的方法。中医的整体治疗哲学、丰富的中药资源以及对疾病治疗的独特视角,为现代医学提供了一种新的思路和策略。

传统中医强调整体和谐与平衡,其核心理念是通过调整人体的内环境来达到治疗疾病的目的。因此,处理伤科患者时,强调恢复气血流通和调和阴阳。例如,常用的"活血化瘀"和"补益肝肾"等策略,实则是通过促进血液循环,增强机体自我修复能力,来加速伤口愈合和组织重建。

中药的现代化在组织修复领域大有作为。现代研究证实,多种中药都有促进伤口愈合、减轻炎症和刺激新细胞生长的潜力。例如,前述的黄芪和当归,传统中医认为能"生血"和"活血",现代医学发现,因为药物含有丰富的生物活性成分,能够促进造血和改善微循环,从而可以加速伤口愈合。又如熊胆粉,传统常用于治疗严重的烧伤和皮肤溃疡,现代医学证实具有抗炎和抗菌特性。

为了充分发挥中药在组织修复中的作用,现代科技如纳米技术、生物工程和分子生物学,均已用于提高药物的靶向性和生物可利用性,能将中药的有效成分,更精确地输送到需要修复的组织部位。这极大地提高了治疗效率和效果。例如,利用可生物降解的载体递送黄芪、姜黄等中药提取物,可以在受损组织局部稳定地释放药物,持续促进细胞增殖和修复。如图 4-6 所示,本书作者利用静电纺丝技术纳米化姜黄素并加载在以明胶为基质的纳米纤维膜上。当后者局部应用于创面后,可以缓释姜黄素,使其在创面发挥刺激成纤维细胞活化和对炎症细胞调节的药理作用,从而促进创面愈合的进程。

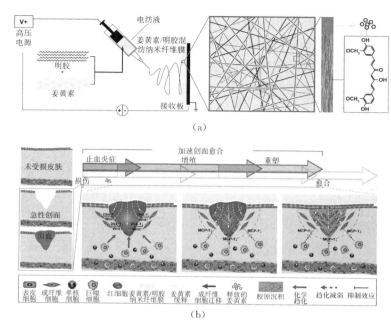

图 4‑16　纳米化姜黄素促进急性创面愈合[①]

　　此外，中医还能与再生医学携手，替代或修复受损的人体组织。中药中的一些成分能激活或增强机体的再生能力，促进干细胞的迁移和分化。

　　尽管中医药看似潜力巨大，仍面临一些挑战和限制。首先，中药的成分复杂，要求更精确的分析和鉴定方法，以确保其安全性和有效性。其次，中医治疗高度个体化，需要更多精准的研究。

　　未来的研究方向可能集中在以下几个方面：①深入研究中药的生物活性成分和作用机制，以便更好地探索其在组织修复中的

① 图片来源：Dai X, Liu J, Zheng H, et al. Nano‑formulated curcumin accelerates acute wound healing through Dkk‑1‑mediated fibroblast mobilization and MCP‑1‑mediated anti‑inflammation [J]. NPG Asia Materials, 2017, 9(3)：e368.

具体应用；②开发新型药物递送系统，以提高中药成分在靶组织中的浓度和生物稳定性；③借助现代分子生物学、组织工程等新兴学科的进展，探索传统中医理论和技术在促进组织再生和修复中的新应用。

随着研究不断取得进展，中医药在组织缺损修复领域的应用必将更为广泛和深入。中医药的独特价值也将为更多人所认知，为现代医学提供更多的可能性。

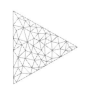

5 写给患者

5.1 如何预防缺损

　　人体健康的维护是一项复杂而精细的工程，它不仅需要我们在日常生活中采取积极的预防措施，还需要我们在面临突发伤害时能够迅速有效地进行应急处理。这里我们初步探讨如何通过安全、健康的生活方式预防身体损伤，以及在不可避免的创伤发生时，及时有效地进行初级救治。希望能够为读者提供一个全面的预防与应对组织缺损的策略框架。

　　首先，预防措施包括体育运动和户外活动的安全、合理的饮食和充足的休息、定期检查和管理慢性疾病以及培养健康的生活习惯。这些措施不仅能够减少意外伤害的发生，还能增强身体的自愈能力，为维持健康打下坚实的基础。其次，我们将深入探讨应急处理和创伤的初级救治，包括伤口的清洁、止血和包扎、固定和冷敷以及及时就医的重要性。这些急救措施是在发生意外时，减少损伤和加速恢复的关键步骤。最后，通过患者故事的经验分享，我们将展示实际案例中的应对策略，以及这些策略如何帮助他们最大限度地减少伤害的影响，并促进了恢复过程。

1. 预防措施：安全、健康的生活方式

预防缺损的基础在于培养安全、健康的生活方式，以此最大限度地减少意外受伤的可能性。

1）运动防护

体育运动和户外活动在保持活力、增强体质方面具有不可替代的作用，但同样伴随着受伤风险。科学研究明确表明，佩戴头盔、护膝、护肘等适当的防护装备能够有效降低受伤概率。在自行车、滑雪、攀岩等高风险活动中，佩戴头盔可以显著减少头部受伤的严重程度，护膝和护肘也能在摔倒时提供额外的保护。穿戴具有良好支撑性的鞋子或护踝能帮助稳定脚踝，防止扭伤。更重要的是，佩戴这些装备应保持正确的佩戴方法和固定方式，确保其在关键时刻能够真正发挥作用。

此外，许多运动本身具有一定的技术难度和风险，对身体素质和技能水平都有相应的要求。因此，量力而行、逐渐提高技术水平是预防运动损伤的重要原则。新手或初学者应在安全的环境下，循序渐进地练习，并确保掌握基础技能和动作。高风险活动如攀岩、滑雪等项目，应尽量避免在没有经验或专业指导的情况下贸然参与，并且随时了解自身的身体状况，及时调整运动强度。

对任何一项运动或户外活动而言，身体疲劳和过度使用是导致受伤的主要原因之一，适当休息、充分热身、做好拉伸运动有助于提高肌肉和关节的柔韧性与稳定性。

总的来说，遵循科学的训练和活动计划、掌握适当的运动技巧、佩戴必要的防护装备，并保持理性判断，能够最大限度地降低运动过程中受伤的风险，确保我们能够在丰富多彩的体育运动和户外活动的同时享受健康生活。

2）饮食和休息

合理的饮食和充足的休息是维持身体健康的基石。科学研究表明，均衡摄入富含维生素 C、锌和蛋白质等营养素的食物，对于维持机体功能和加速伤口愈合极为重要。维生素 C 有助于胶原蛋白的合成，强化免疫系统，同时提高皮肤弹性和抗感染能力。富含维生素 C 的水果和蔬菜，包括柑橘类、猕猴桃、草莓、菠菜和西兰花，是我们日常饮食中不可或缺的部分。锌作为一种关键的微量元素，参与多种生理过程，特别是在免疫功能和细胞增殖方面扮演重要角色。富含锌的海鲜如牡蛎、螃蟹、龙虾，以及瘦肉、坚果和豆类，都能显著促进身体自我修复和免疫系统功能。优质蛋白质是机体细胞构建与再生的基础，它来源于瘦肉、鱼类、鸡蛋和乳制品，以及植物蛋白如豆制品和坚果，能够支持受损组织的修复与再生。

此外，确保每晚 7～8 小时的高质量睡眠，对于免疫力提升和身体修复至关重要。睡眠期间，人体会进行多种生物修复与调节过程，分泌生长激素，促进细胞修复和肌肉再生，调整免疫系统的功能，并减少体内炎症反应。长期的睡眠不足会导致免疫力降低、记忆力减退和身体疲劳，进而增加受伤和患病的风险。因此，制订合理的作息时间表，确保睡前远离手机等电子设备，营造安静舒适的睡眠环境，有助于获得深度而稳定的睡眠。饮食和休息作为人们生活中不可缺少的组成部分，对维护整体健康、促进愈合与再生发挥着不可替代的作用。

3）健康检查

定期健康检查是一种积极的预防措施，可以帮助及早发现和管理慢性疾病，从而防止这些疾病发展到影响身体自愈能力的阶段。通过全面的体检，包括血液检查、影像学检查和身体评估，医生能够及时识别潜在问题,制订个性化的预防和治疗方案。对于患有糖尿病、高血压或动脉硬化等慢性疾病的人群,早期发现和管理至关重要。

糖尿病患者需要定期监测血糖水平,配合适当的药物和饮食调整,控制血糖稳定在正常范围内,以防止其对血管和神经系统的损伤。高血压患者应当定期监测血压,遵循医生的用药建议,同时减少高盐高脂饮食,积极锻炼来保持血压平稳。动脉硬化患者则需要控制胆固醇和甘油三酯的摄入,配合药物和生活方式的改善,降低血脂水平,避免进一步的动脉阻塞和心血管并发症。

保持适宜的体重对于慢性病管理和身体自愈能力的维持也十分重要。肥胖与多种慢性疾病密切相关,包括心血管疾病、糖尿病和关节炎。通过科学的饮食和适量的运动保持正常体重,不仅能减轻这些疾病的风险,还能改善身体各项机能的协调运作。

此外,戒烟限酒能够减少对呼吸系统和肝脏的损伤,规律锻炼则能增强心血管和肌肉功能,提升免疫力和整体健康水平,促进身体的自我修复与再生。定期健康检查、积极治疗慢性疾病、保持健康的生活习惯,这些环节共同构筑了身体完整的防护体系,确保我们能够早期发现潜在问题,管理好慢性疾病的风险,增强免疫力,维持机体的自愈能力。

2. 应急处理和创伤的初级救治

在某些情况下,即使我们采取了完善的预防措施,意外伤害依然可能发生。这时,掌握应急处理和创伤的初级救治知识,对于防止损伤恶化、加速恢复都具有重要意义。

1)轻度创伤

轻微的擦伤、划伤或切口,应立即用清水或生理盐水清洗,以预防感染。简单的清洗后,可以使用无菌纱布或创可贴覆盖伤口,减少二次污染。必要时,还可以使用适量的消毒药水消毒,并注意保持伤口干燥清洁。

2）严重伤口

对于更严重的伤口，止血和包扎是创伤初级救治的关键步骤。通过适当的压迫或使用绷带固定，可以有效控制出血。在处理疑似骨折或脱臼时，使用夹板进行固定，并配合冷敷，能够减轻肿胀和疼痛。在所有情况下，迅速就医是避免伤情进一步恶化的最佳策略。

3. 患者故事，经验分享

故事 1

李先生是一位资深骑行爱好者。一次夜晚骑行时，他被一只突然窜出的流浪狗绊倒，摔得头破血流，右腿也被撞骨折。幸运的是，他一直佩戴着头盔和护膝，及时为自己止血并用随身携带的绷带包扎。随后，他用护膝固定骨折的右腿，给家人发消息寻求帮助，并由他们陪同前往医院。正是因为他平时注重佩戴护具，及时且正确的初级救治，李先生的伤势得到了控制，后续恢复良好。

故事 2

张女士是一位工厂工人。她一次不慎被卷入生产设备，左臂严重受伤。在紧急情况下，她的同事迅速用干净的布料为她止血、固定，并拨打了急救电话。医院的医生说，正是因为初级处理得当，张女士最终成功保住了手臂，并在经过数月的康复后恢复了基本功能。

上述这些现实中的例子充分说明了安全防护和预防措施的重要性，也显示了掌握基本急救技能和相互支持的价值，为我们提供了实际可行的操作指南。总之，预防措施和应急处理知识是不可或缺的一部分，只有全方位考虑，才能确保生命拼图完整无缺。

5.2　了解医疗选项

在我们面临身体"拼图"缺失时，往往会感到焦虑和不安。无论是因为创伤、疾病，还是衰老，身体的缺损总是让我们感到无助。而如何与医生有效沟通，了解并选择适合的医疗方案，是帮助我们找回缺损的第一步，也是关键的一步。

1. 与医生建立良好的沟通

与医生沟通时保持开放的态度并提供完整、准确的信息至关重要。以下几点可以帮助你与医生建立顺畅的沟通：

（1）详述症状。描述症状时，尽可能准确地说明受伤或生病的过程，包括疼痛的程度、部位和持续时间等。每个细节都是"一条线索"，有助于医生更准确地诊断缺损并提出拼凑拼图的方案。

（2）既往病史。提供完整的既往病史，特别是之前的手术、治疗和慢性疾病等信息，以便医生掌握你身体的状况。

（3）表达关切。清晰地表达你对治疗的担忧、期望和目标，让医生了解你对缺损修复的需求和想法，以便制订更符合你期望的治疗方案。

（4）提出问题。不要害怕提问，询问任何你不理解的医学术语、手术过程或治疗细节，有助于你获得更全面的了解，从而更放心地选择合适的治疗方式。

2. 了解不同的治疗选择

在医生确定了缺损的类型和严重程度后，他们通常会给出多种治疗建议。了解这些选择能帮助你制订正确的拼图修复计划：

（1）手术治疗。对于深层组织缺损或严重损伤的患者，手术往往是不可避免的。医生可能会提到一些术语，如植皮、皮瓣移植或游离皮瓣。这些技术各自都有不同的适应证和优缺点。比如植皮适合大面积的皮肤缺损，而皮瓣移植适用于深层组织缺损。手术的目标是尽可能恢复拼图的完整性，并兼顾功能和外观。

（2）非手术治疗。对于较轻微的缺损，医生可能会推荐非手术治疗方式，包括清创、换药、负压引流、药物和创面敷料的应用等。这些方法旨在保持创面清洁、促进愈合，并减少感染的风险。负压引流技术是利用真空装置将创面内的液体排出，有助于清除感染物并刺激新组织生长。

（3）辅助疗法。高压氧疗法、超声波、红外线热疗和按摩等辅助治疗方式也常用于缺损修复的过程中。它们帮助优化局部的血液循环、减轻炎症、促进新组织生长，填补拼图的空缺。

（4）创新性疗法。现代医学正在不断探索新的疗法，如干细胞移植、3D打印技术等，为组织缺损的治疗带来了全新的可能。这些创新性（未来）疗法有望在恢复身体拼图的过程中发挥更重要的作用。

3. 寻求第二意见

在拼图游戏中，我们经常因为一时找不到那关键的一块而陷入困境，重新整理思路或从不同角度观察，往往能帮我们找到突破口。在医疗决策中，寻求第二意见就像站在不同视角重新审视拼图，有助于我们看到新的线索、重新认识局面并找到更合适的解决方案。如果你对当前的治疗方案存在疑虑，或者觉得不太符合自己的期待和需求，咨询另一位医生的专业意见十分重要。以下几点解释为什么第二意见是一个值得考虑的步骤。

（1）揭示遗漏的细节。即使经验丰富的医生也可能在诊断或治疗建议上有疏漏，而不同的医生往往从不同的角度出发，可能会发现之前被忽略的线索。举例来说，另一位医生可能提供不同的检测方式或对现有检查结果做出新的解读，从而揭示隐藏在"拼图"背后的细节，为你提供更多有价值的信息。

（2）提供替代方案。不同医生的医疗背景和经验差异，可能会导致他们对相同病情的治疗思路不同。另一位医生可能会建议一种你原本未曾考虑的替代方案，为拼图修复提供更多的选择。这些替代方案可能是手术方法的调整或非手术治疗上的改进，帮助你根据自身的情况选择更适合的方式。

（3）验证原方案的可行性：寻求第二意见并非总是为了推翻原有的治疗计划，有时它可以用来确认当前方案的合理性和科学性，让你对治疗过程更有信心。经过另一位医生的独立分析和认可，你能确信目前的治疗方向符合你的实际需求。

（4）缓解心理压力：医疗决策常常会伴随巨大的心理压力，因为患者在拼接修复身体"拼图"时，想要确保每一步都准确无误。第二意见为你提供了多方视角，从而让你在多种方案中做出更自信的选择，缓解对医疗决策的不确定性和焦虑。

在寻求第二意见时，主动与医生分享你目前的诊断信息、既往病史、治疗进展等重要资料，以确保医生能够获得全面的信息来评估你的情况。此外，还需要保持开放的心态，接受不同意见可能出现的差异。通过综合各种建议和选择，你可以更好地掌握自己的治疗方向，把缺失的"拼图"修复得更加完整。

4. 制订个性化治疗计划

根据医生的建议和不同治疗选择，综合考虑自身的情况和需求，制订个性化的治疗计划。这是找回拼图缺口的最终步骤，确保你和医生都充分了解你的目标和期待，让修复过程更加顺畅、有效。

总之，组织缺损的修复如同拼接一个复杂的拼图。通过与医生良好的沟通、充分了解各种治疗选项，并制订切合自身需求的个性化方案，你可以积极应对缺损修复的挑战，迎接完整的身体拼图所带来的新生活。

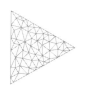

6 结 语

　　组织缺损的修复与再生是一段关于身体再生和生命奇迹的旅程。我们的人体是一件独特而复杂的艺术品,组织和器官紧密协同,共同绘制出生命的奇迹。尽管组织的损伤和缺失会打破这种和谐,但人体与现代医学的力量总能出奇制胜,共同完成缺损修复的神奇之旅。

6.1　组织缺损修复与再生的重要性

　　组织缺损的修复远不只是恢复外貌和功能,更深刻地关系到我们作为完整个体的尊严和信心,也维系着社会的和谐与人道主义精神。设想一个因创伤、疾病或事故失去部分身体功能的人,他们的日常生活和心理都会受到严重影响,生活质量大幅下降。对于这些患者而言,组织缺损修复不仅是一场生理上的康复,更是一次心灵的重生。当我们看到康复患者脸上重新绽放出笑容,看到他们重新走进社会、积极投入工作与生活,我们便深刻体会到组织缺损修复的真正意义。在这片广阔的领域中,医生、科学家和护理团队的努力不仅赋予患者身体上的新生,还为他们重新点燃希望,重拾生活的信心和勇气。每一例成功的修复案例都标志着患者重新迈出面对未来的坚定一步。

同样,组织缺损的修复对医学研究的发展也至关重要。深入研究缺损的多种成因和修复过程,能够揭示人体的生物结构与功能,并为医学带来全新的治疗策略。通过这些知识的积累和实践的探索,我们得以发展出更为精细的手术技术,更符合生物学规律的材料科学,以及更先进的再生医学。每一项创新和每一例成功的修复都是医学进步的重要见证,推动着相关领域不断拓展新思路,发现新方法。

组织缺损修复更是一种对生命尊重的体现。在一个社会中,每个个体都应受到平等的尊重和关怀,而修复工作正是这种精神的具体呈现。它帮助患者在心理和生理上恢复完整,令他们能够更好地融入社会并贡献他们的才能和力量。缺损修复的意义,不仅在于弥补拼图的缺口,更在于延续生命的完整,让每一块丢失或遭到破坏的拼图重新找到其独特的位置,拼接成一个完整健康的生命画卷。

6.2 组织缺损修复与再生的未来前景

相信在不久的将来,缺损修复的旅程将通过科技的力量谱写新的篇章。3D打印、生物材料和干细胞疗法等尖端技术将推动组织修复的前景超越我们想象的疆界。我们可以展望这样一个未来：通过精密的生物打印技术和工程学，人们能够制造出精确的生物拼图块，实现患者专属的组织修复；干细胞疗法则有望进一步开启身体自我再生的潜能，使缺失的组织恢复如初。

而在材料科学领域，生物材料和智能材料的开发将为组织修复提供更多的选择，让医生们在修复拼图时拥有更加灵活的工具。此外，传统医学和中药中的智慧也将通过现代科学的手段被重新挖掘，为非手术治疗提供更多的可能性。

然而，尽管技术的发展将使缺损修复的未来更加光明，这一领域的探索仍面临着许多挑战。例如，如何在修复组织时尽量避免产生瘢痕或功能性缺陷？如何使修复的组织具备与原生组织相似的结构和功能？如何让修复过程更经济高效并且广泛可及？这些都是我们需要继续深入研究的问题。

无论如何，缺损修复的神奇之旅将继续指引着我们前行。每一个伤口的愈合、每一次修复的成功都是一个新的起点，让我们能够更接近拼图的完整。医生、科学家和患者将携手共进，共同迎接这个拼图之旅中未知的挑战与机遇。让我们在这个旅程中探索新知识，追寻新的拼图片段，并带着信念与希望，继续书写组织缺损修复与再生的未来。

6.3 总　结

本次阅读之旅即将抵达终点。在前面的章节中，我们就像在一幅拼图中寻找遗失的碎片，逐步揭示了组织缺损修复与再生的世界。从炎症反应、细胞再生到手术工具箱与非手术治疗方法，再到未来的生物材料和干细胞疗法，所有这些知识都好像一个个精巧的拼图块，构成了我们对组织修复与再生的完整认识。在这个过程里,我们不仅见证了现代医学的科学与奇迹,也感受到人类面对疾病和创伤的不屈精神。现在,让我们总结这段神奇之旅,将视角转向未来,探寻我们如何以积极心态迎接组织缺损带来的挑战,并且重拾对生活的信心与希望。

首先,患者要勇敢面对身体出现的缺损。每个人的人生旅途中总会遇到各种未知的挑战。组织缺损可能是其中之一,有的会突如其来,改变我们原本完整的"人体"拼图,让我们在身体和心理上都受到冲击。然而,正如我们已经深入了解的那样,无论是手术治疗,还是创新的再生医学,现代科学都已经提供了强有力的工具来帮助我们修复这幅拼图,使其尽可能恢复完整。尽管修复过程有时漫长艰难,但通过积极的心态、医疗团队的专业指导和家人朋友的支持,我们终将修复那块拼图,将生命的画卷重新拼合完整。每一个修复案例背后都有一段令人动容的故事——关于勇气、坚持和重生。鼓励患者面对身体上的缺损并不容易,因为缺损不仅涉及功能的失落,也带来自我形象和尊严的困惑。然而,唯有勇敢直面这场挑战,才能更好地走出阴霾,迎接未来的美好生活。

其次,修复缺损需要医生、患者、家属以及其他科学领域的研究人员共同努力。医生不仅要运用精湛的技术,还要与患者充分沟通,让他们保持积极的心态。患者也需要了解自己在这场修复战斗中的角色,积极参与治疗,调整心态,为康复投入时间和精力。同时,我们应该认识到,人体的自愈能力和现代医学的进步将使越来越多的患者恢复健康。无论是针对简单创口的清创换药,还是复杂的皮瓣移植手术,再到生物材料与干细胞技术等高科技疗法,这些方法都在一天天进步,为拼图的修复带来更多选择。通过各方的力量,我们每一个人都能找回那些遗失的部分。

最后,让我们展望未来。现代医学的不断发展,意味着我们修复拼图的工具箱功能越来越强大,为修复缺损提供更多可能性。

尽管尚未找到万能的修复方法，但科学家们每天都在各种研究中攻克难题，以求揭示组织再生的秘密，发现更先进的生物材料，发展更精密的手术技术。随着这些拼图碎片逐一揭晓，组织缺损的修复将变得越来越可控和有效。希望将成为我们通向终点的灯塔，指引着我们迎接未来。在这场探索和修复的旅程中，我们见证了无数的可能性和奇迹。组织缺损虽然是一种不可避免的挑战，但每一次修复都让我们变得更加强大。在拼图的世界里，每一处缺损都只是整体的一部分。无论缺失的拼图如何影响我们，重要的是我们拥有力量去修复它，将生命之图重新拼接完整。让我们带着这些知识和希望，一起告别缺失的拼图，并拥抱一个更完整的生命画卷。

参考文献

［1］ 付小兵,黄跃生,陆树良. 组织再生与创面修复学［M］. 北京:人民卫生出版社,2003.

［2］ Aalst J V, Mehrara B, Disa J, et al. Flaps in Plastic and Reconstructive Surgery ［M］. Philadelphia: Lippincott Williams & Wilkins, 2019.

［3］ Atala A, Lanza R, Mikos T, et al. Principles of Regenerative Medicine ［M］. 3rd Edition. Amsterdam: Elsevier, 2018.

［4］ Lanza R, Langer R, Vacanti J P, et al. Principles of Tissue Engineering ［M］. 5th Edition. Amsterdam: Elsevier, 2020.

［5］ Kelman I C. Brief history of wound healing ［M］. Pennsylvania: Ortho-McNeil, 1998.

［6］ MedSci 医学网. https://www.medsci.cn/.

［7］ Mayo Clinic Center for Regenerative Biotherapeutics（梅奥诊所再生生物治疗中心/美国）. https://www.mayo.edu/research/centers-programs/center-regenerative-biotherapeutics/about.

［8］ Helmholtz Munich-Institute of Regenerative Biology and Medicine（亥姆霍兹慕尼黑再生生物学与医学研究所/德国）. www.helmholtz-munich.de.